Steffen Ul

VISUALISIERTE ATEM MEDITATION

Mit FANTASIE-Kurzurlauben zu ENTSPANNUNG, GLEICHGEWICHT und WOHLBEFINDEN

Schirner Verlag

Liebe Leserin, lieber Leser, dieses Buch ist in der Du-Form geschrieben, weil es viele Meditationen enthält, die dabei unterstützen möchten, die eigene Wahrnehmung zu schulen, die eigenen Sinneswelten zu entdecken und ganz persönliche Rituale entstehen zu lassen. Die Du-Form stärkt das Bewusstsein, dass Autor und Leser sich auf Augenhöhe begegnen können.

Wir verzichten auf das Einschweißen unserer Bücher – **UNSERER UMWELT ZULIEBE!**

978-3-8434-1394-7

Steffen Ulrich Keim:
Visualisierte Atemmeditation
Mit Fantasie-Kurzurlauben
zu Entspannung, Gleichgewicht
und Wohlbefinden

Umschlag: Elena Lebsack, Schirner,
unter Verwendung von # 1071252569
(© Boule) und # 187141217 (© Rayyy),
www.shutterstock.com
Layout: Elena Lebsack, Schirner
Lektorat: Natalie Köhler, Schirner
Printed by: Ren Medien GmbH, Germany

www.schirner.com

1. Auflage Mai 2019

INHALT

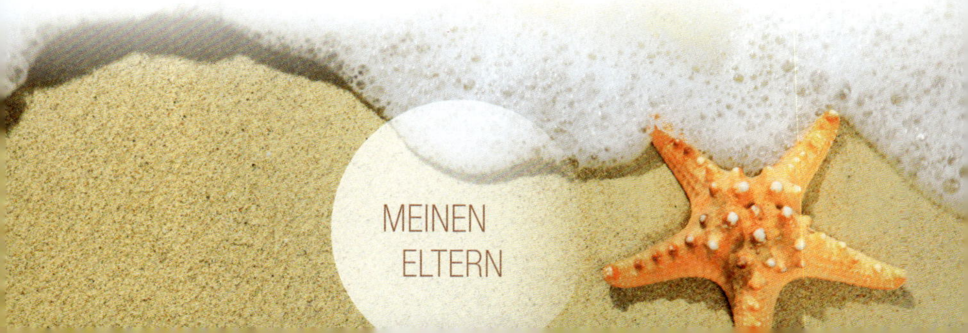

MEINEN
ELTERN

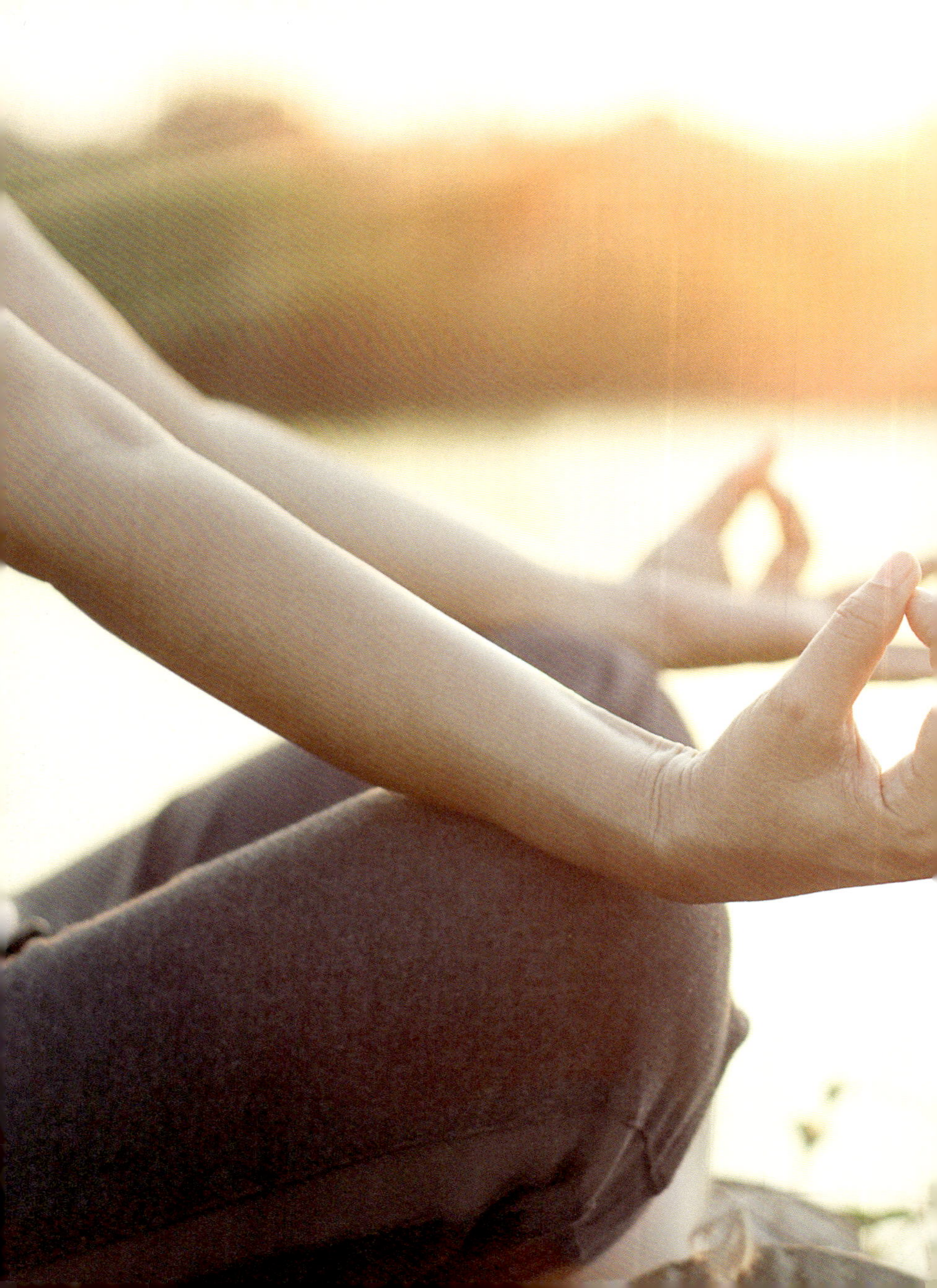

AUF DEM ATEM VERREISEN

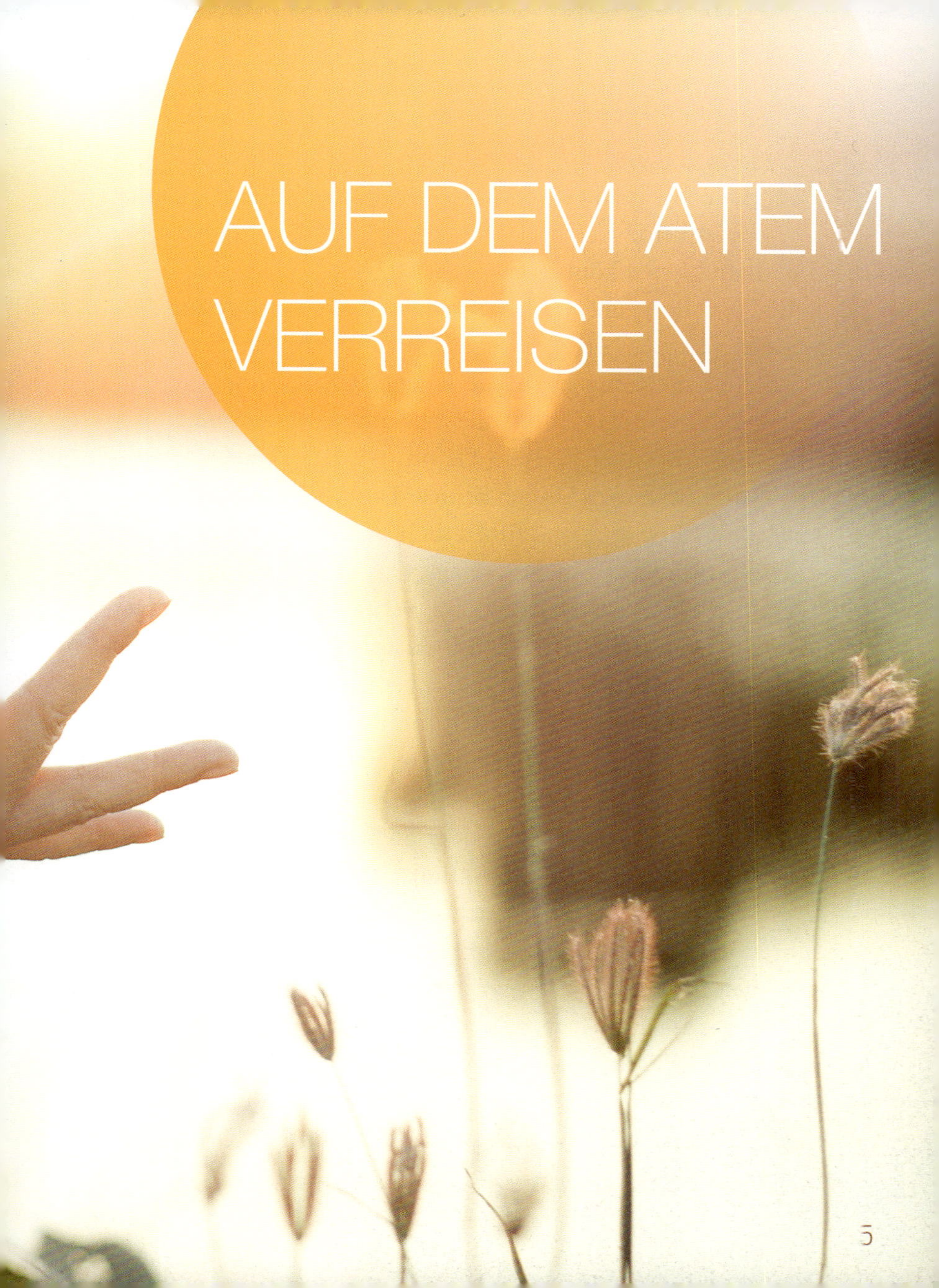

Die in diesem Buch enthaltenen Atemmeditationen sind die niedrigschwelligste Meditationsform, die ich kenne. Es ist keine formale Meditationspraxis dazu notwendig, die Meditationen können im Stehen, Sitzen, Liegen und sogar beim Sport ausgeübt werden. Auch ist nicht viel Zeit dazu notwendig: Ein paar Atemzüge genügen. Wichtig ist, die Atemmeditationen häufig zu wiederholen. Dann können sie mit den Visualisierungen ihre volle Wirkung entfalten und dazu beitragen, in kurzer Zeit ein Gefühl wiederzufinden, wie du es aus und nach dem Urlaub kennst. Du bist entspannt, in Balance und Harmonie und fühlst dich wohl und gewappnet für die Herausforderungen des Alltags. Das Ziel der visualisierten Atemmeditation ist es also, dieses Gefühl ohne große, formale Praxis herzustellen. Das heißt, du *kannst* eine Meditationssitzhaltung einnehmen, den Raum gemütlich herrichten, dich eine Viertelstunde zurückziehen und eine oder auch mehrere der vielen Mini-Urlaubsmeditationen durchführen. Das ist aber gar nicht notwendig. Es genügt, dir eine kurze Auszeit zu gönnen, im Liegen, Sitzen oder Stehen. Und das Beste dabei ist: Es geht auch in der Aktion. Da die Visualisierungen so einfach sind, dass du sie auch mit geöffneten Augen durchführen kannst, eignen sich die Mini-Urlaubsmeditationen für sehr viele Lebenslagen. Wann immer du also körperlich aktiv bist, etwas im Haushalt zu erledigen hast, die Spülmaschine ausräumst, Wäsche zusammenlegst oder bügelst, den Müll hinausstellst oder Laub zusammenrechst, kannst du die Atemmeditation machen und dich so in ein bestimmtes Urlaubsgefühl hineinatmen. Dies funktioniert auch besonders gut beim Ausdauersport, wenn du beim Laufen auf bekannten Wegen unterwegs bist, beim Schwimmen oder Fahrradfahren. Sehr gut eignen sich die Kurzurlaube auch zum Entspannen, zum Beispiel nach einem Saunagang. Kurze Unterbrechungen im Ablauf der Meditationen sind nicht störend, denn du kannst sofort wieder dort einsteigen, wo du gerade unterbrochen wurdest. Auch einzelne Elemente der verschiedenen Meditationen lassen sich im Alltag kurz isoliert anwenden, um in stressigen Situationen wieder in die eigene Mitte zu finden und sich neu zu fokussieren.

Wie genau funktioniert nun aber die Mini-Urlaubsmeditation? Denkbar einfach: Du sagst dir beim Einatmen ein Wort und beim Ausatmen ein zweites. Das beruhigt deinen Atem, verlängert ihn und versorgt somit zum einen deinen Organismus mit mehr Sauerstoff und bringt zum anderen deine Aufmerksamkeit in den gegenwärtigen Moment, was wiederum für Klarheit und Entspannung sorgt. Zusätzlich visualisierst du Bilder vor deinem inneren Auge, eines beim Einatmen, ein anderes beim Ausatmen. Du bleibst so lange bei einem Wort- bzw. Bilderpaar, bis du dich ganz entspannt fühlst. Dann erst wechselst du zum nächsten. Du wirst selbst merken, wie lang du bei einem Wort- und Bilderpaar bleiben möchtest, wenn du auf dein Körpergefühl achtest.

Die Kombination von Bild und Wort spricht verschiedene Hirnareale an und unterstützt in zentraler Weise die Fokussierung auf den Atem und damit auf die Entspannung, da die Ablenkung durch auftauchende Gedanken geringer wird. Im Fokus der Gehirnaktivitäten bei der visualisierten Atemmeditation stehen insbesondere der Frontallappen mit dem Assoziationsfeld und dem motorischen und somatosensorischen Rindenfeld für angeborene Bewegungen und Wahrnehmungen aus dem Körper (insbesondere der Gyrus praecentralis), das Broca-Areal und das Wernicke-Areal als Sprachzentrum sowie das Zentrum der Seherinnerungen im Okzipitallappen (Hinterhauptlappen). Für das Gehirn macht es keinen Unterschied, ob das Vorgestellte real da ist oder nicht. Wenn du dir beispielsweise beim Ein- und Ausatmen intensiv die Wellenbewegung des Meeres vorstellst, übernimmt dein Organismus etwas von den Eindrücken, die er tatsächlich am Strand haben würde. Das ist die Großartigkeit der menschlichen Vorstellungskraft. Die Auswirkung von inneren Bildern auf die Gesundheit der menschlichen Psyche erkannte bereits der Schweizer Psychiater Carl Gustav Jung (1875–1961), der feststellte, dass sie in verschiedenen Kulturen ganz ähnlich ist.

Bei der ersten Atemmeditation in diesem Buch, dem Meer-Urlaub, geht es tatsächlich zunächst um das Entspannungsgefühl, das am Meer entsteht, kombiniert mit dem inneren Lächeln aus dem fernöstlichen Kulturkreis, das dieses Gefühl unterstützt. Diese Meditation entstammt in Grundzügen dem wunderbaren Buch »Einfach achtsam« von Sandy Taikyu Kuhn Shimu (erschienen im Schirner Verlag) und wurde für die Visualisierungen leicht abgewandelt. Auf sie folgen der Berg- und Wald-Urlaub, bei denen wir ebenfalls einen Aufenthalt in der jeweiligen Umgebung visualisieren und uns damit ganz konkret an einen bestimmten Ort »atmen«. Danach folgt der Balance-Urlaub, der verschiedene Polaritäten des menschlichen Daseins miteinander in Einklang bringt und dabei Elemente des QE (Quantum Entrainments) nach Dr. Frank Kinslow miteinbezieht. Daran schließt sich der Energie-Urlaub an, der sich an den sieben Hauptchakras des menschlichen Körpers und deren Farben orientiert und den Körper mit Energie auflädt. Das Aufladen des Körpers mit Energie geschieht auch beim Gesundheits-Urlaub, bei dem du deine Aufmerksamkeit auf die verschiedenen Körperorgane richtest und deren Funktionen gedanklich unterstützt. Nach dieser Stärkung des Körpers dienen der Planeten-Urlaub, der Sphären-Urlaub und der Krafttier-Urlaub der Stärkung des Geistes. Für die Vorbereitung auf kreative Arbeitsprozesse eignen sich der Jahreszeiten-Urlaub und der Elemente-Urlaub sehr gut, da du bei beiden den Zyklus des Werdens und Wandelns visualisierst. Dadurch vermitteln sie dir die Einsicht und Erfahrung der schöpferischen Kraft, die dem schöpferischen Prozess zu Grunde liegt. Möchtest du zwischenmenschliche Beziehungen ansehen, dienen dir die folgenden Meditationen: Beim Klärungs-Urlaub wird das hawaiianische Vergebungsritual Ho'oponopono mit dem Atem kombiniert und auf verschiedene Personen, Situationen und Räume angewendet. Der Partner-Urlaub harmonisiert deine Beziehung, während der Familien-Urlaub deine Herkunftsfamilie und deine Vorfahren in den Blick nimmt. Den Schluss bilden eine Meditation zur Einstellung in Bezug auf Geld und materiellen Reichtum sowie eine Meditation zum Beenden des Tages und zum leichteren Einschlafen.

Die Mini-Urlaube haben aber keine festgelegte Reihenfolge – sie können alle unabhängig voneinander angewendet werden. Die Dauer der einzelnen Meditationsbausteine ist sehr variabel und vom individuellen Empfinden und Bedürfnis abhängig. Am Ende jedes Mini-Urlaubs steht jedoch eine Harmonisierung und Ausbalancierung von Körper und Psyche, die einem Urlaubsgefühl gleichkommt. Natürlich gilt hier wie in allen anderen Bereichen auch: Je öfter du übst, desto größer der Effekt und desto leichter gelingt es auch, dir die Begriffspaare einzuprägen, sodass du sie nicht mehr nachschauen musst. Am Anfang empfiehlt es sich, die Begriffspaare groß auszudrucken oder in großen Buchstaben aufzuschreiben und aufzuhängen. Das hilft zum einen bei der Durchführung der Meditationen, erinnert zum anderen aber auch immer wieder daran, kleine Meditationsphasen in den Alltag einzubauen. Genauso gut möglich ist es natürlich, sich die Meditationstexte mit dem Smartphone aufzunehmen und während des Mini-Urlaubs anzuhören. Aber das ist nur am Anfang notwendig. Du wirst schnell merken: Wann immer du willst, wo auch immer du bist – ein Mini-Urlaub lässt sich problemlos durchführen. Denn deinen Atem hast du immer dabei, und die Wortpaare lassen sich leicht einprägen. Auch die inneren Bilder sind sehr leicht visualisierbar.

Das funktioniert beim Warten genauso gut wie bei körperlicher Betätigung. Und der Effekt stellt sich bereits nach kurzer Anwendung ein. Entscheidend ist das Ausprobieren.

Starten wir also zum ersten Mini-Urlaub!

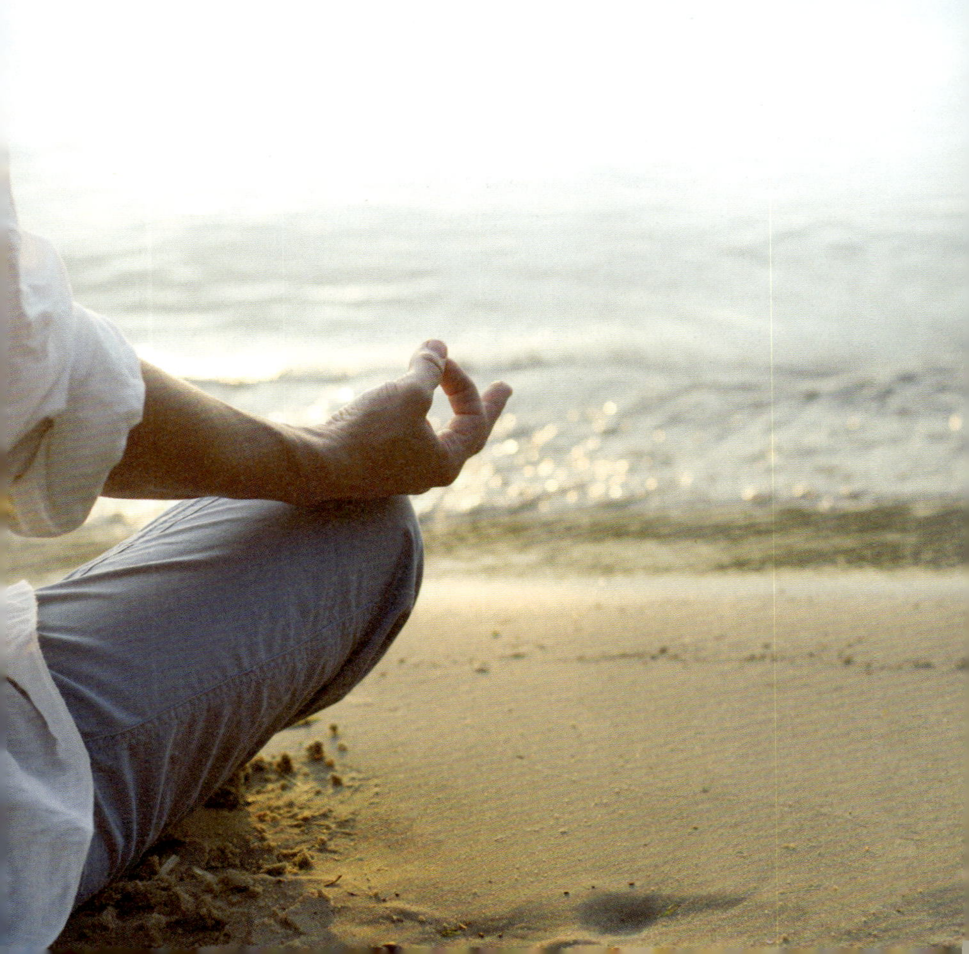

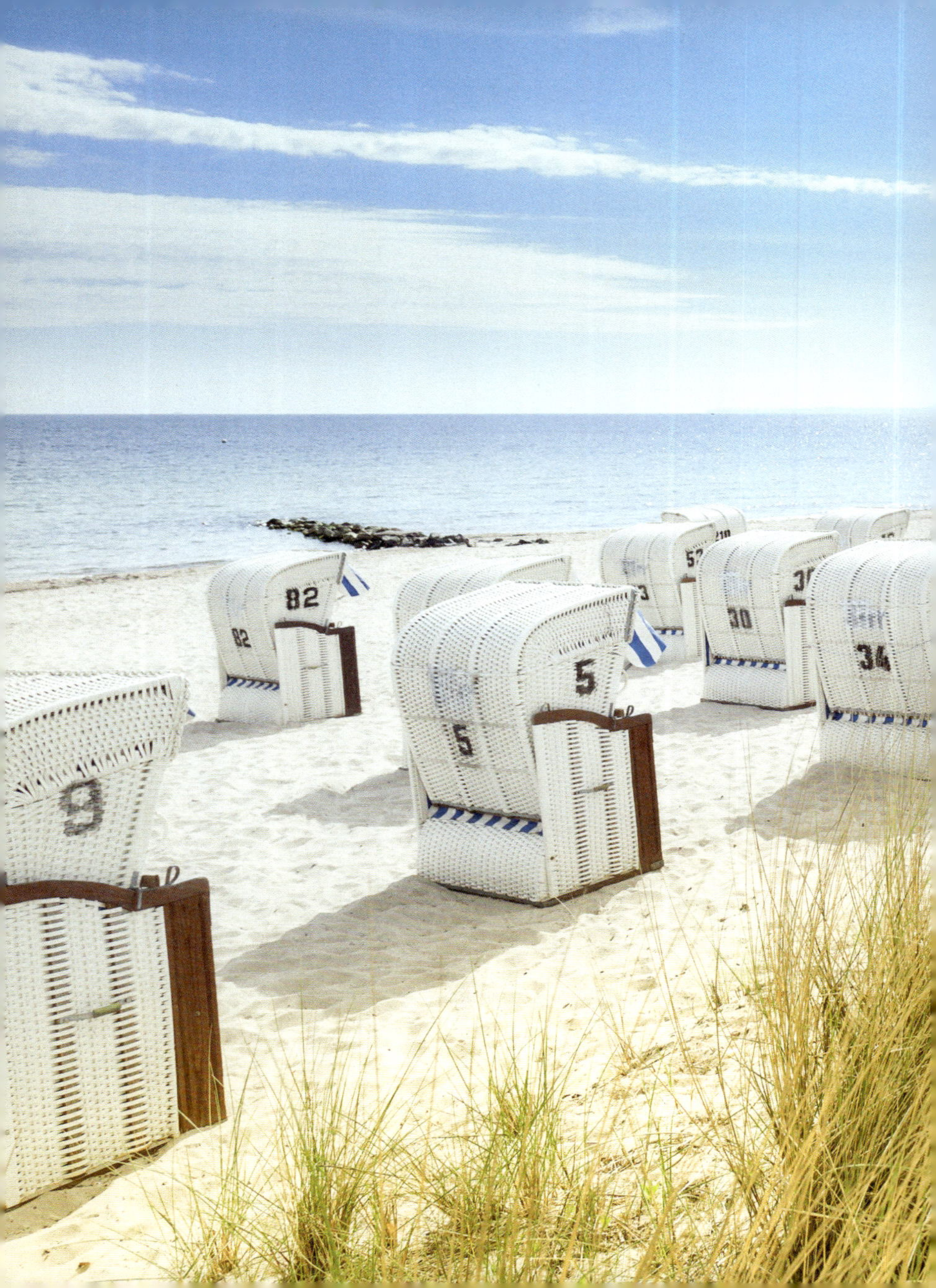

82
82
5
5
9
30
34

MEER-URLAUB

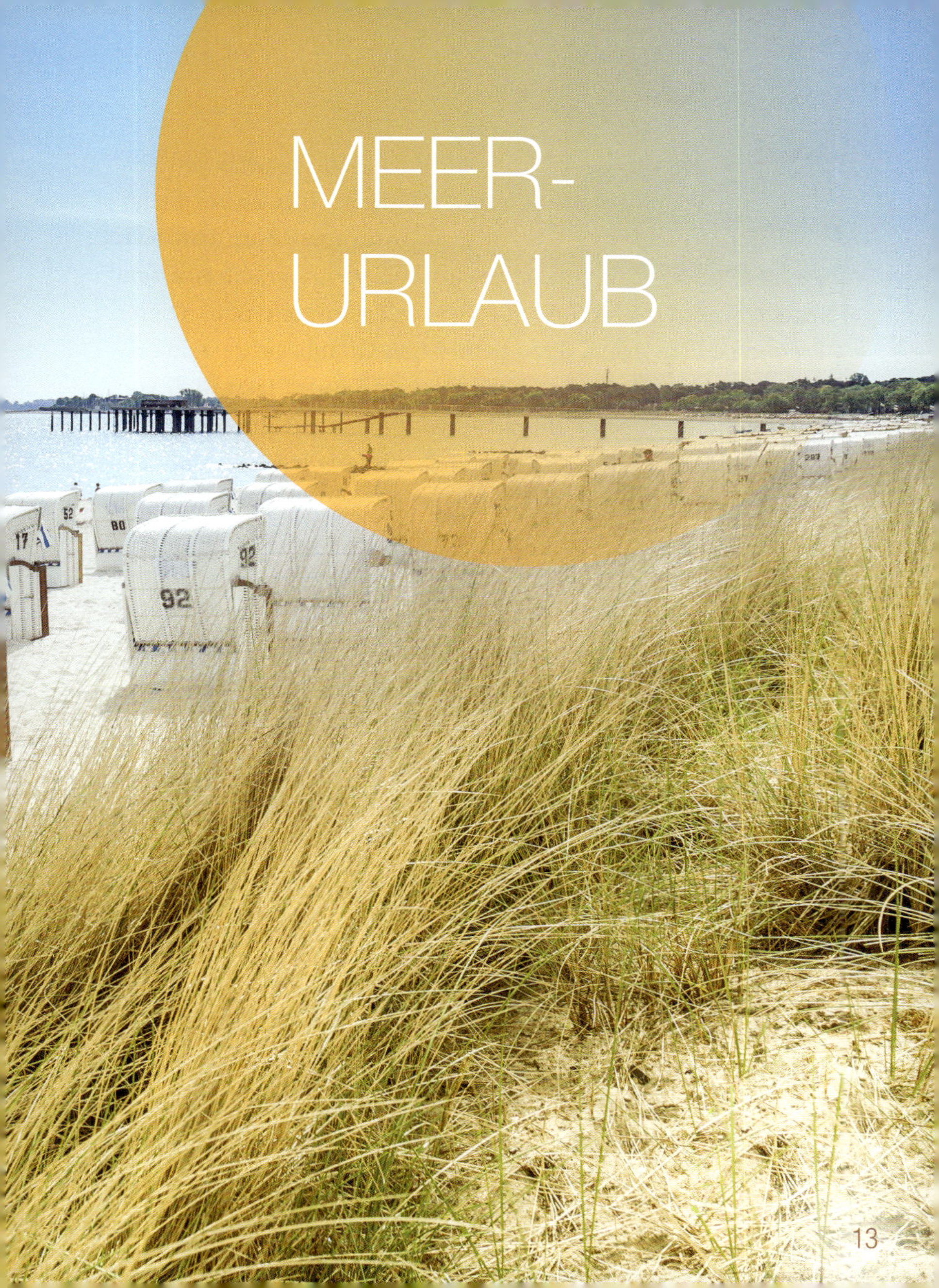

Stelle dir vor, du verbringst diesen Mini-Urlaub gemeinsam mit einem sehr guten Freund, der immer bei dir ist, den du aber meistens nicht wahrnimmst. Nun triffst du ihn seit langer Zeit einmal bewusst wieder. Gemeinsam seid ihr am Strand und verbringt eine gute Zeit miteinander. Dieser Freund ist dein Atem. Jetzt, beim Mini-Urlaub, richtest du deine Aufmerksamkeit ganz bewusst auf ihn und lässt dich von ihm in die Erholung führen. Achte einfach auf ihn, ohne ihn zu beeinflussen. Du wirst merken, dass er sich während der Meditation von selbst verändern wird. Nimm einfach wahr, wie er in dich hinein- und wieder hinausströmt, sage dir dabei in Gedanken die angegebenen Wortpaare, und stelle dir die beschriebenen Bilder vor deinem inneren Auge vor. Es wird nicht lang dauern, bis sich die Bilder und Begriffe verbinden, und der Mini-Meer-Urlaub läuft dann mühelos »von allein« ab. Du brauchst dazu lediglich deinen Atem und deine Vorstellungskraft.

KOMMEN – GEHEN

Sage dir beim Einatmen das Wort »kommen« und beim Ausatmen das Wort »gehen«. Stelle dir dabei das Meer und den Strand vor, an dem du dich befindest. Du siehst, wie die Wellen beim Einatmen am Strand ankommen und beim Ausatmen ins Meer zurückfließen. Nimm wahr, wie die Wellen im immer gleichen Rhythmus kommen und gehen, kommen und gehen.

Beim Wort »kommen« fließt das Wasser an den Strand, beim Wort »gehen« läuft es zurück ins Meer. Du nimmst im Augenwinkel den Strand wahr, den Himmel, die Wolken, die Weite – doch dein Fokus liegt ganz auf dem Wasser und seiner Bewegung. Spüre das Gefühl der Harmonie und des Ankommens, so, als würdest du deinen ersten Ferientag am Meer beginnen. Du bist da, wo du sein willst, du bist angekommen, es ist dein Mini-Urlaub, ganz für dich, gemeinsam mit deinem Freund, dem Atem. Bleibe mit deiner Aufmerksamkeit beim Atem und den Wellen, bis du fühlst, dass es Zeit ist, den inneren Blick weiter schweifen zu lassen.

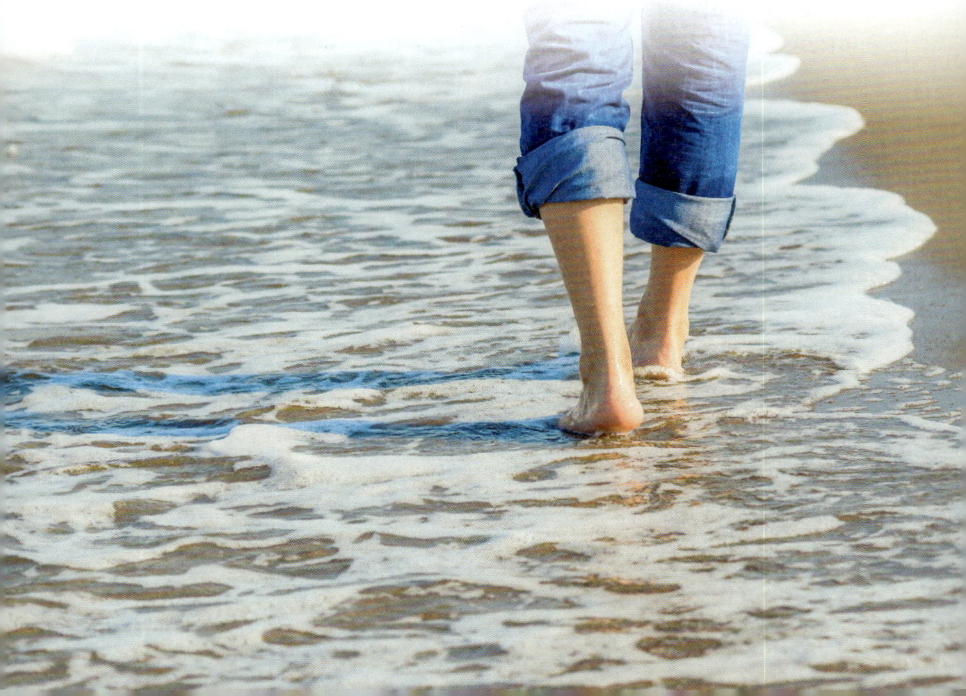

TIEFE – WEITE

Sage dir beim Einatmen das Wort »Tiefe« und beim Ausatmen das Wort »Weite«. Stelle dir beim Einatmen die Tiefe des Meeres vor und beim Ausatmen die Weite des Horizonts, an dem sich Wasser und Luft berühren. Die Tiefe des Meeres gibt dir Kraft und lässt deine Atemzüge automatisch tiefer werden. Die Weite des Horizonts öffnet dich und verlängert dein Ausatmen, ohne dass du etwas dafür tun musst. Nimm beim Einatmen die Kraft des Meeres in dich auf, und lasse sie beim Ausatmen in die Weite des Horizonts strömen. Lasse dir Zeit mit diesem Begriffspaar, und wechsle erst zum nächsten, wenn du spürst, wie die Tiefe des Meeres und die Weite des Horizonts in deinen Körper übergegangen sind. Wenn es dir hilft, kannst du deinen inneren Blick beim Wort »Tiefe« vom Grund des Meeres bis zur Wasseroberfläche wandern lassen, an die sich beim Wort »Weite« der Horizont anschließt. So durchstreifst du das Meer in vertikaler und horizontaler Richtung.

WIND – LEICHTIGKEIT

Sieh die gesamte Wasserfläche des Meeres vor dir, und sage dir beim Einatmen das Wort »Wind« und beim Ausatmen das Wort »Leichtigkeit«. Stelle dir dabei vor, wie du beim Einatmen den Wind auf deiner Haut spürst und vielleicht auch die Geräusche des Strandes hörst. Es ist ein frischer Wind, der dem Meer einen starken Wellengang verleiht. Er erfrischt dich innerlich

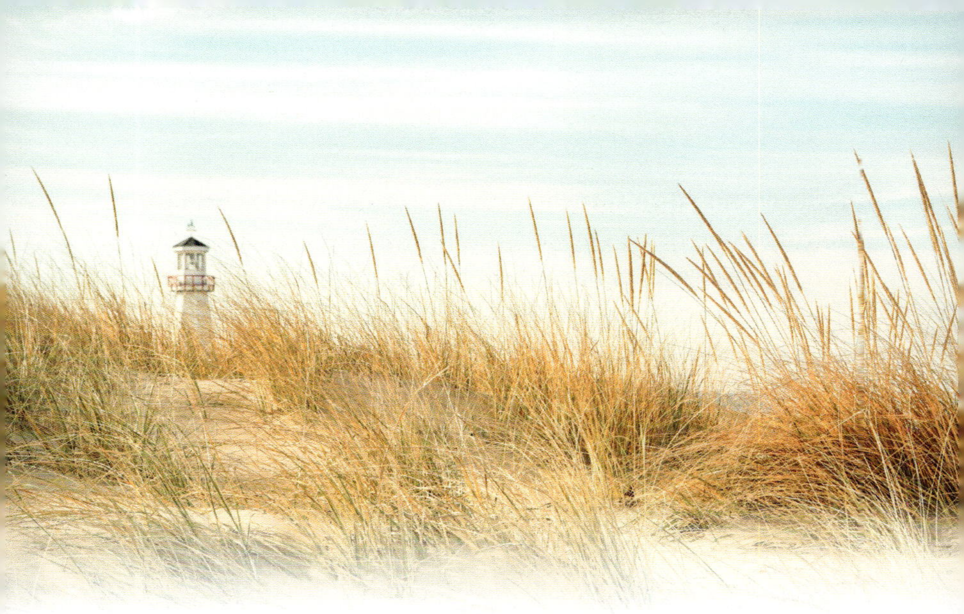

und äußerlich. Beim Ausatmen richtet sich dein innerer Blick auf den Himmel und die Wolken, die leicht und frei über dem Wasser schweben und rasch vom Wind vorangetrieben werden. Atme weiter ein und aus, und spüre, wie der Wind dich innerlich und äußerlich durchbläst. Nimm die Leichtigkeit des Seins wahr, die mit ihm einhergeht. Die Wolken über der Horizontlinie des Meeres sind ein gutes Bild für sie. Stelle dir den Himmel und das Meer so genau wie möglich vor, und öffne deine Wahrnehmung für die Frische des Windes und die Leichtigkeit des Himmels. Beim Einatmen bläst der Wind in dein Gesicht, beim Ausatmen schickst du deinen Atem zu den Wolken.

LÄCHELN – FREIHEIT

Stelle dir nun dein Gesicht vor, und sieh, wie ein Lächeln ganz von allein auf deine Lippen kommt. Es ist ein Lächeln, das deinen ganzen Körper erhellt. Es zeigt, dass du einverstanden mit dem bist, was da ist, und es sagt Ja zu allem, was kommt. Es ist ein kraftvolles Lächeln. Sage dir beim Einatmen das Wort »Lächeln«, und lasse dieses Lächeln auch in der Realität zu. Es ist, als würdest du ein inneres Licht anknipsen. Beim Ausatmen stellst du dir den ganzen Himmel rund um dich herum vor, eine 360-Grad-Ansicht, und sagst dir das Wort »Freiheit«. Du kannst dir auch vorstellen, wie du dein Lächeln an den Himmel abgibst. Du spürst den ganzen Himmel um dich herum, auch wenn dein innerer Blick auf das Meer und die Wolken über dem Meer gerichtet ist. Aus China stammt die Weisheit »Das Leben meistert man lächelnd oder gar nicht« – und hier, am Meer, entsteht die Freiheit durch dein Lächeln.

Je öfter du diese Übung durchführst, desto mehr wirst du feststellen, wie viel leichter alles mit diesem Lächeln geht, und desto öfter wirst du es auch außerhalb der Mini-Urlaubszeit wiederfinden. Dein Lächeln kann ein Erinnerungsstück aus diesem Mini-Urlaub sein.

JETZT – VOLLKOMMENHEIT

Sieh dich selbst, wie du am Strand sitzt oder stehst, und verlasse deinen Körper beim Einatmen, indem du dir vorstellst, wie du dich hinter dich stellst und dich von außen betrachtest. Sage dir dabei das Wort »Jetzt«. Du siehst alles wie zuvor, den Strand, das Meer, die Wolken, den Himmel – aber gleichzeitig siehst du nun auch dich selbst. Beim nächsten Ausatmen tauchst du die gesamte Szenerie in goldenes Licht. Besonders du selbst beginnst, in diesem Licht zu leuchten. Sage dir dabei das Wort »Vollkommenheit«. Bei jedem weiteren Einatmen nimmst du das goldene Licht über der Szenerie wahr, und bei jedem Ausatmen siehst du, wie das goldene Licht auf dich übergeht. Bleibe eine Zeit lang bei diesem Wortpaar und diesem Bild. Es ist der Abschluss deines Mini-Urlaubs am Meer. Komme dann in deinem eigenen Tempo wieder zurück in die reale Umgebung, und lasse dir genügend Zeit dafür. Wenn du möchtest, bedanke dich auf deine Weise bei deinem Atem für den gemeinsamen Ausflug ans Meer.

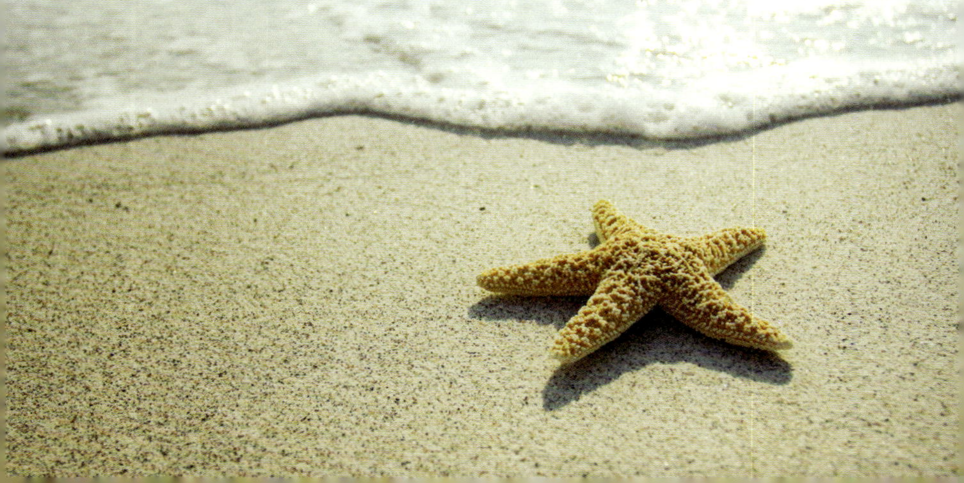

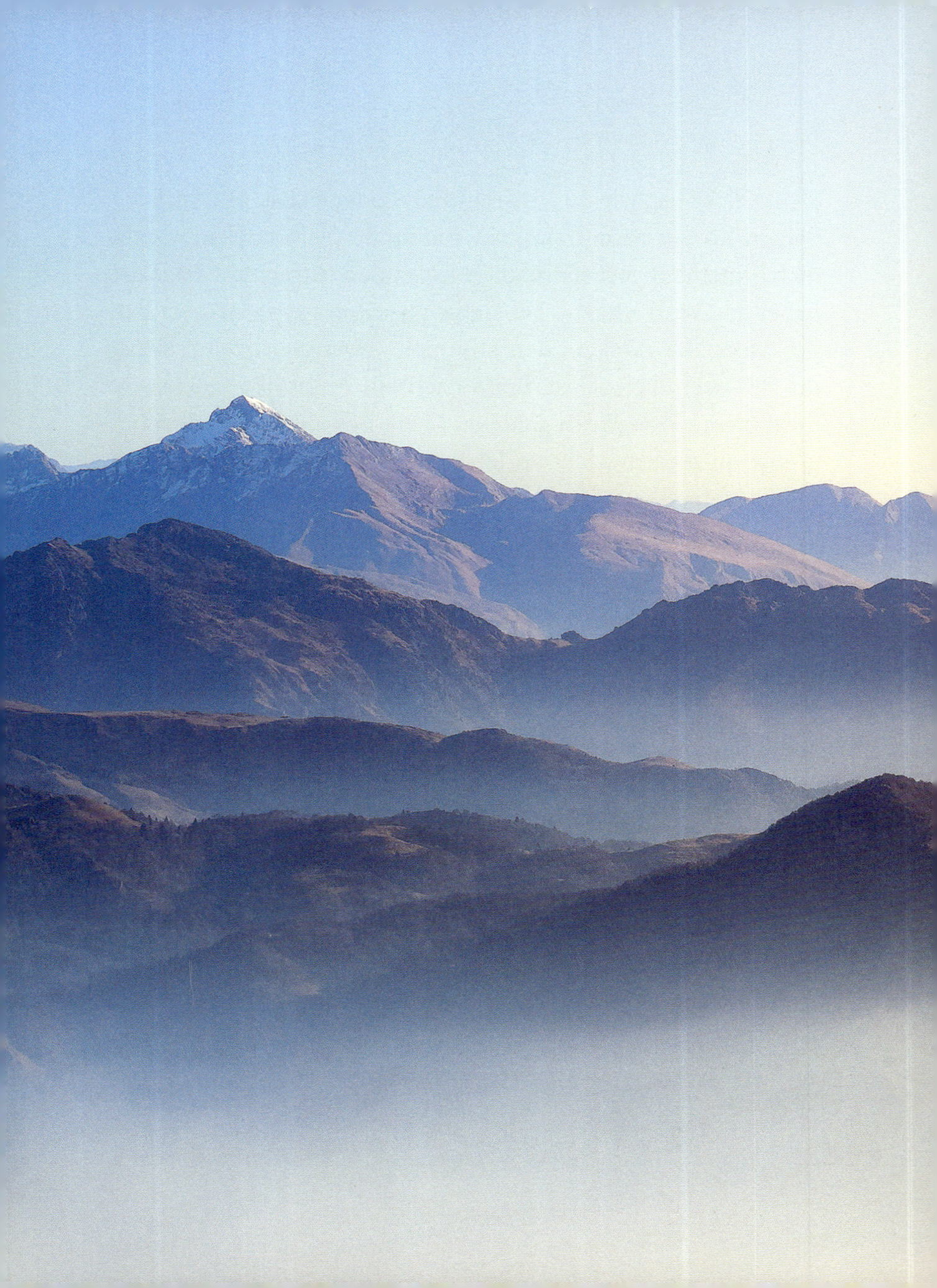

Alle Angaben werden vertraulich behandelt.
* Der Newsletter kann jederzeit abbestellt werden.

Name/Vorname: ______________________

Straße: ______________________

PLZ, Ort: ______________________

Telefon: ______________________

E-Mail: ______________________

Geburtsdatum: ______________________

Bitte senden Sie mir:

- ☐ weitere Informationen aus dem Schirner Verlag
- ☐ den Schirner Newsletter (nur als E-Mail*)
- ☐ das SPIRIT live & Schirner Magazin

Diese Karte entnahm ich dem Buch:

____

Würden Sie dieses Buch weiterempfehlen?

____

Vielen Dank!

Bitte freimachen, falls Marke zur Hand

Antwort

Schirner Verlag
Birkenweg 14a
D-64295 Darmstadt

BERG-
URLAUB

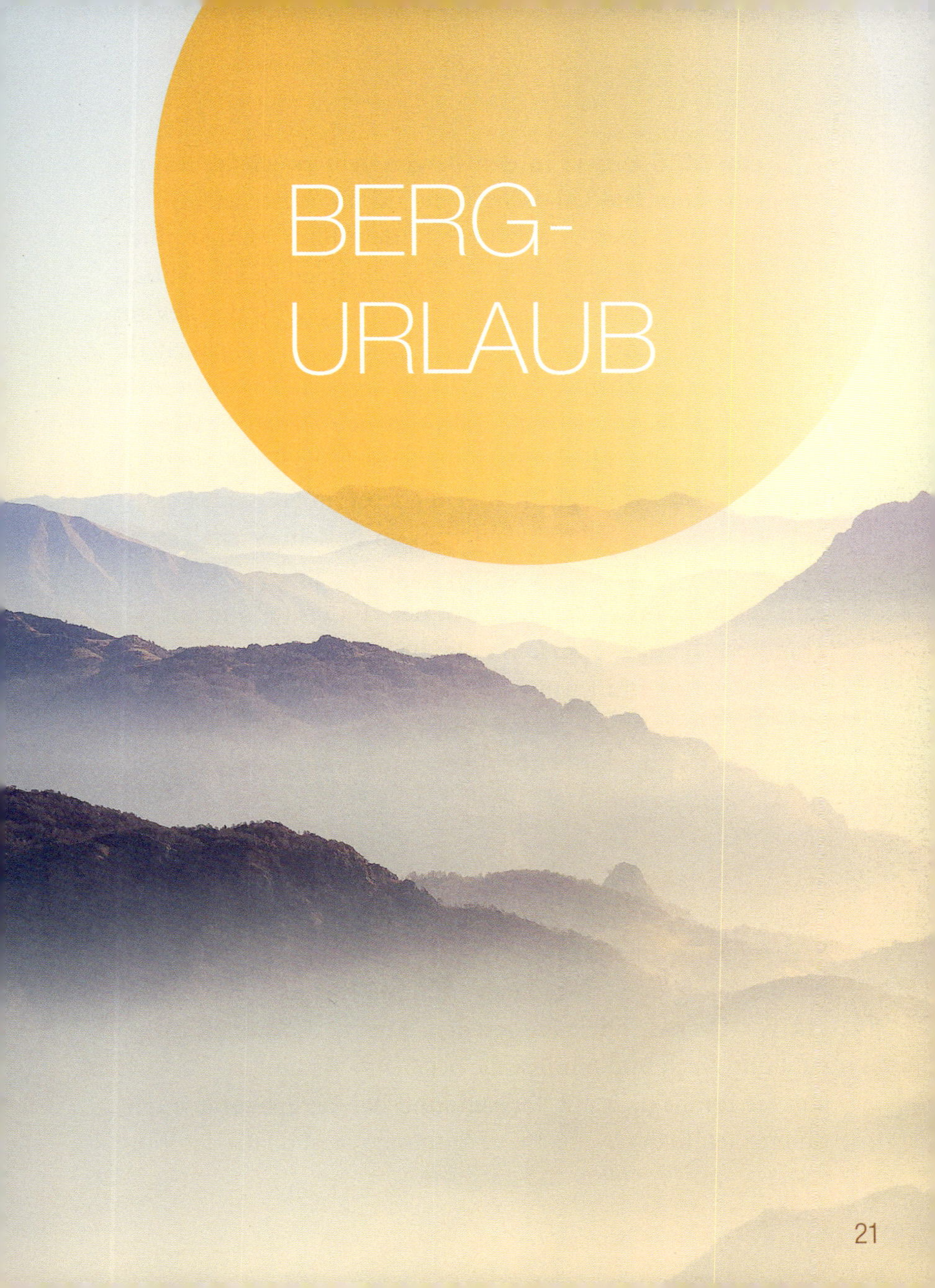

Beim Mini-Urlaub in den Bergen geht es wiederum um eine konkrete Landschaft, die du dir vorstellst. Anders als beim Meer-Urlaub schweift dein Blick wenig umher. Dafür steht hier der Aspekt der verstreichenden Zeit im Mittelpunkt. Die Berg-Meditation eignet sich sehr gut für den Beginn eines arbeitsreichen Tages oder als Rückzugsmöglichkeit im Verlauf eines solchen. Stelle dir eine Berghütte vor, so, wie du sie gern hättest. Du siehst die umliegenden Gipfel, die Almen, Wege und Bäume, Blumen und möglicherweise Tiere. Stelle dir alles so genau wie möglich vor. Du erlebst im Folgenden einen Tag auf dieser Berghütte, wiederum im Beisein deines Freundes, dem Atem. Vielleicht kannst du dir vorstellen, wie du mit ihm gemeinsam auf der Bank vor der Hütte sitzt und auf das grandiose Bergpanorama vor dir blickst. Versuche, im Lauf der Meditation immer mehr Details um dich herum wahrzunehmen. Du kannst in deine Berghütte zurückkehren und einen weiteren Tag dort verbringen, wann immer du möchtest.

MORGEN – SONNE

Sage dir beim Einatmen das Wort »Morgen«, und stelle dir dabei die Kühle und Frische eines Sommermorgens in den Bergen vor. Du siehst den Tau auf den Wiesen, fühlst dich ausgeruht und wach und nimmst die belebende Bergluft tief in dich auf. Sie erfüllt dich mit Tatkraft, und das Bergpanorama gibt dir ein Gefühl der Weite. Beim Ausatmen sagst du dir das Wort

»Sonne« und siehst, wie die Sonne strahlend über den Bergen aufgeht. Sie taucht die gesamte Szenerie in ein helles Morgenlicht und wärmt dich innerlich und äußerlich. Du siehst, wie sie immer weiter über die Wipfel der Bäume steigt und ihre Strahlen immer heller werden, und du spürst, wie es angenehm wärmer wird. Stelle dir bei jedem weiteren Einatmen vor, wie du den Morgen auf der Berghütte verbringst, und bei jedem Ausatmen, wie du dich von der Sonne wärmen lässt. Wenn du das Gefühl hast, dass der Morgen vorüber ist, wechsle zur nächsten Sequenz.

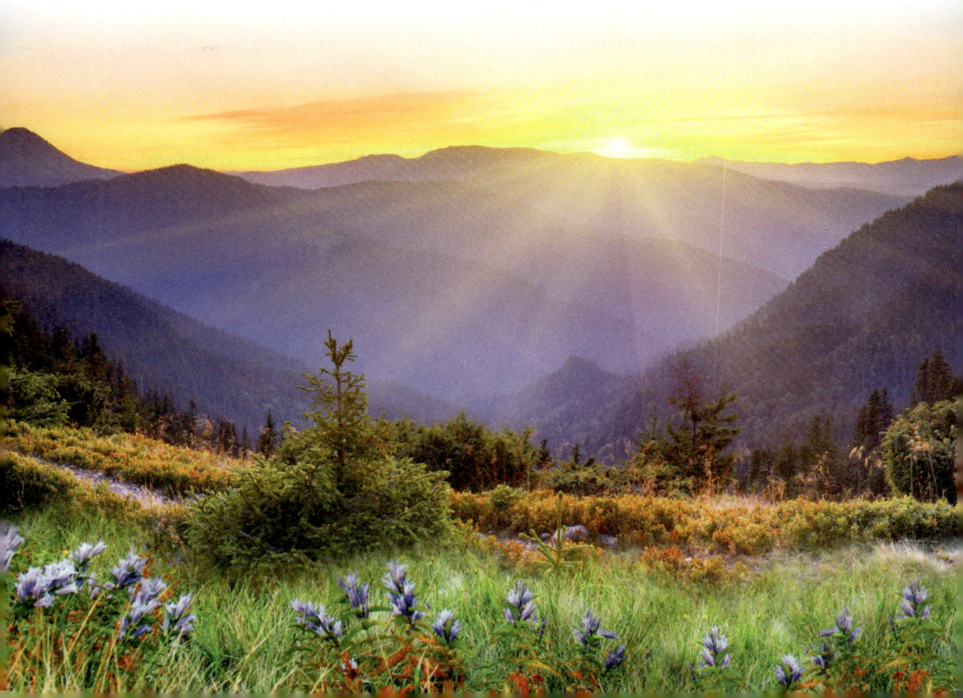

VORMITTAG – IDYLLE

Stelle dir vor, wie der Vormittag an dir und deiner Berghütte vorüberzieht und die Landschaft sich unmerklich verändert. Die Sonne steigt immer höher, und die Landschaft erstrahlt nach und nach im heller werdenden Licht. Sage dir beim Einatmen das Wort »Vormittag«, und lasse die verstreichende Zeit in deine Lungen hineinströmen. Spüre beim Ausatmen die Idylle der Berglandschaft, und fühle, wie sie ebenfalls durch dich hindurchfließt. Sage dir das Wort »Idylle«, und stelle dir so viele Einzelheiten des Bergpanoramas vor wie möglich: die schneebedeckten Gipfel in der Ferne, die Felsformationen, die einzelnen Bäume in der Nähe und Ferne, die Hütten und Wege, den alles überspannenden Himmel. Vielleicht siehst du auch Wanderer, die an deiner Hütte vorüberkommen. Schaue dir auch alles in deiner unmittelbaren Nähe genau an, während du diese Vormittagsidylle erlebst: die kleinen Steine zu deinen Füßen, die Blumen und die vielen Käfer und Bienen, die sich in der Wiese tummeln. Atme weiter ein und aus, und spüre, wie die Stunden des Vormittags fast unmerklich in den Mittag übergehen.

MITTAG –ZEIT

Du siehst die Sonne im Zenit stehen und fühlst die Erhabenheit der Mittagszeit über der Bergwelt liegen. Du spürst die Wärme auf deiner Haut und sagst dir beim Einatmen das Wort

»Mittag«. Richte deinen inneren Blick auf die Bergspitze, die deiner Berghütte gegenüberliegt, und werde dir bewusst, dass der Tag seinen Höhepunkt erreicht hat. Beim Ausatmen sagst du dir das Wort »Zeit« und spürst die Kostbarkeit der Tatsache, dass du hier, auf deiner Berghütte, davon im Überfluss besitzt. Die Zeit fließt durch deinen Körper hindurch und lädt ihn mit Energie auf. Du kannst dir vorstellen, dass du zu Mittag isst oder einfach nur in der Sonnenwärme und der unendlichen Zeit badest. Die zeitliche Begrenzung der Mittagspause, die wir oft in unserem Alltag erleben, ist hier aufgelöst, und ruhig und ohne Hast geht der Mittag in den Nachmittag über, im Rhythmus deines Atems.

NACHMITTAG – HARMONIE

Der Tag nimmt ab, doch der Genuss, den du hier, bei deiner Berghütte, empfindest, nimmt in gleichem Maße zu. Sage dir beim Einatmen das Wort »Nachmittag«, und stelle dir vor, wie sich die Szenerie im Lauf dieses Nachmittags wieder unmerklich verändert. Auch hier erkennst du dies vorrangig an einem Wechsel der Lichtverhältnisse. Beim Ausatmen sagst du dir das Wort »Harmonie« und nimmst wahr, wie sich eine tiefe Ruhe auf die Bergwiesen deiner Umgebung legt. Vielleicht siehst du vorbeiziehende Kühe oder ein anderes Tier. Du merkst, wie die Farben der Landschaft zu leuchten beginnen, während das Tageslicht über den Bergen abnimmt. Du nimmst die Kühle wahr, die der späte Nachmittag mit sich bringt, und atmest weiter bewusst ein und aus. Mit jedem Atemzug verstärkt sich dein Gefühl von vollkommener Harmonie, die du in deiner Bergwelt erlebst.

ABEND – RUHE

Stelle dir vor, wie sich die Ruhe des Abends langsam auf die Landschaft legt und die Lebendigkeit des Tages nach und nach mit sich nimmt. Auch wenn du physisch nicht viel an diesem Tag getan hast, merkst du doch, wie ausgefüllt er war und wie gut es dir tut, dass er nun zur Ruhe kommen kann. Beim Einatmen sagst du dir das Wort »Abend«, beim Ausatmen das Wort »Ruhe«. Während du ruhig atmest, merkst du, dass sich auch die Geräusche des Tages langsam verändern und abnehmen. Du hörst vielleicht noch den Ruf eines Vogels oder das Läuten einer Glocke im Tal, aber nach und nach legt sich nun eine Stille

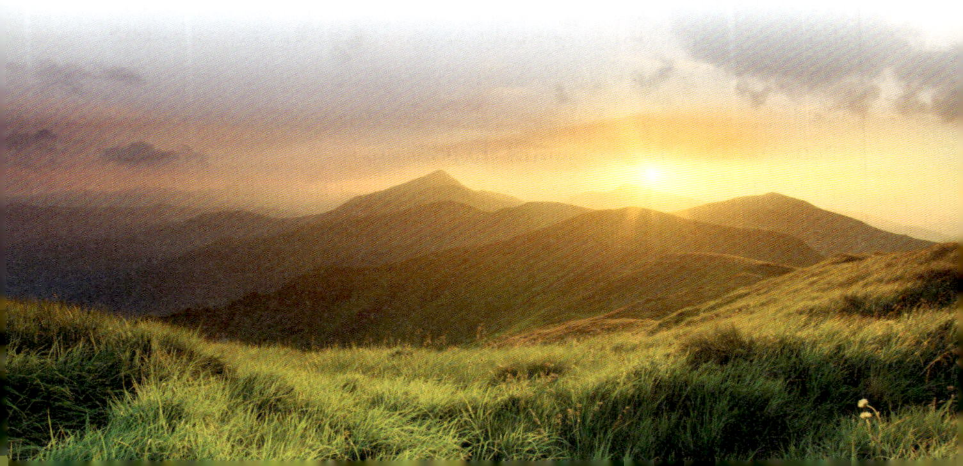

auf die Landschaft, die mit jedem Atemzug zunimmt. Die untergehende Sonne taucht noch einmal alles in intensive Farben, bevor sie ihre Herrschaft an die hereinbrechende Nacht abgibt. Sieh alles ganz genau vor dir, und wechsle, wenn es sich richtig für dich und deinen Tagesrhythmus anfühlt, zur Nacht über.

NACHT – STILLE

Sage dir beim Einatmen das Wort »Nacht«, und sieh vor deinem inneren Auge, wie majestätisch die Nacht über der Bergwelt liegt. Beim Ausatmen sagst du dir das Wort »still« und nimmst dabei wahr, dass die nun herrschende Ruhe eine ganz eigene Qualität hat. Sie ist nicht nur die Abwesenheit von Geräuschen, sie ist wie ein Wesen, das dich und deinen Atem begleitet. In der Nacht, die bei jedem neuen Atemzug fortschreitet, siehst du den Mond über einer der Bergketten auftauchen und immer weiter aufsteigen. Gleichzeitig nimmst du wahr, wie die Luft immer kühler wird. Du tauchst ein in die Nacht und nimmst die Erholung, die sie dir bietet, in dich auf. Irgendwann verschwindet auch der Mond wieder, und du kannst bereits die ersten Anzeichen des sich ankündigenden Morgens wahrnehmen. Wenn du magst, kannst du jetzt noch einen weiteren Tag in den Bergen anschließen – oder aber du bedankst dich auf deine Weise bei deinem Atem für die gemeinsame Zeit auf der Hütte und kommst in deinem Tempo wieder zurück in die Außenwelt.

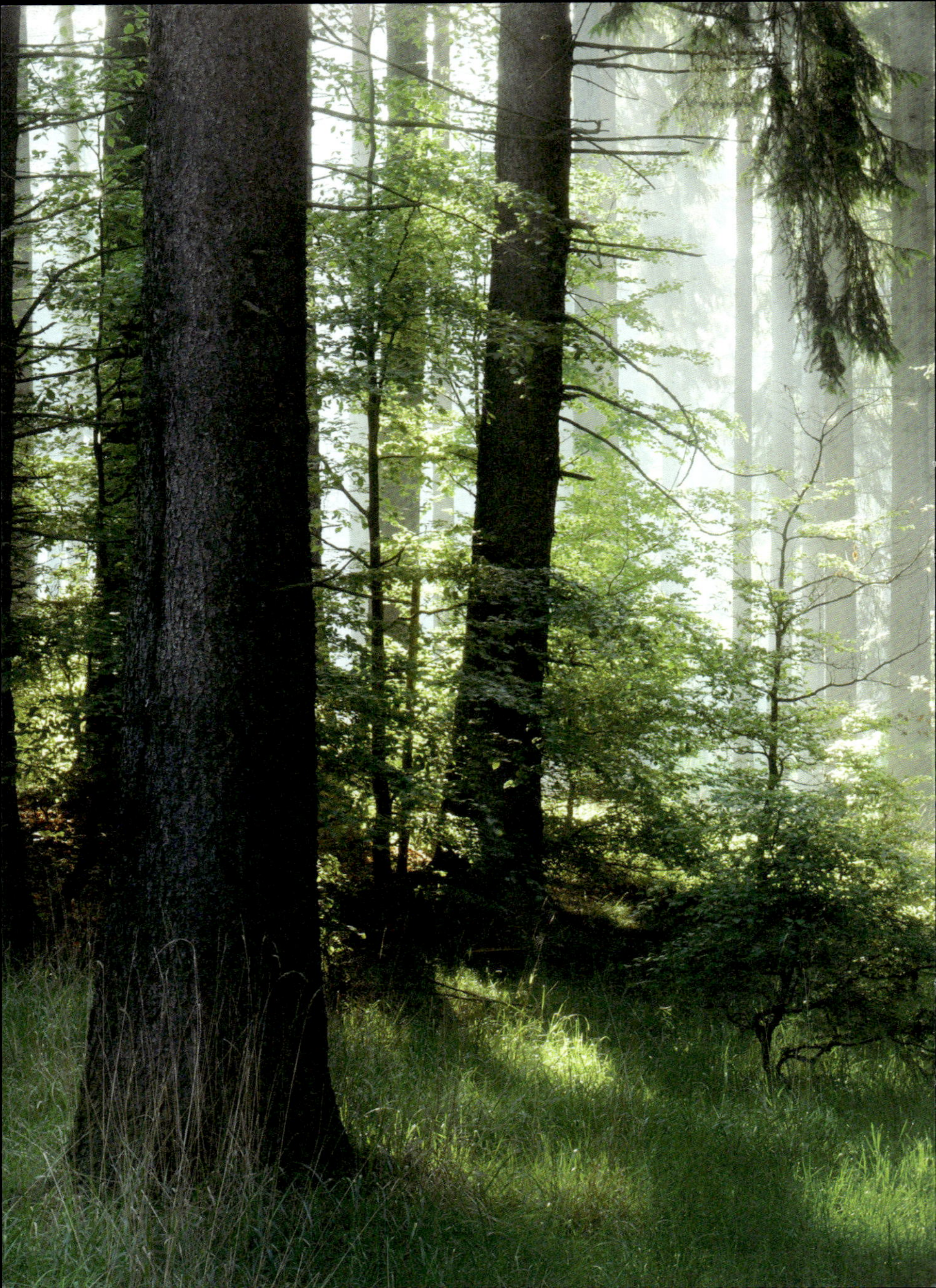

WALD-URLAUB

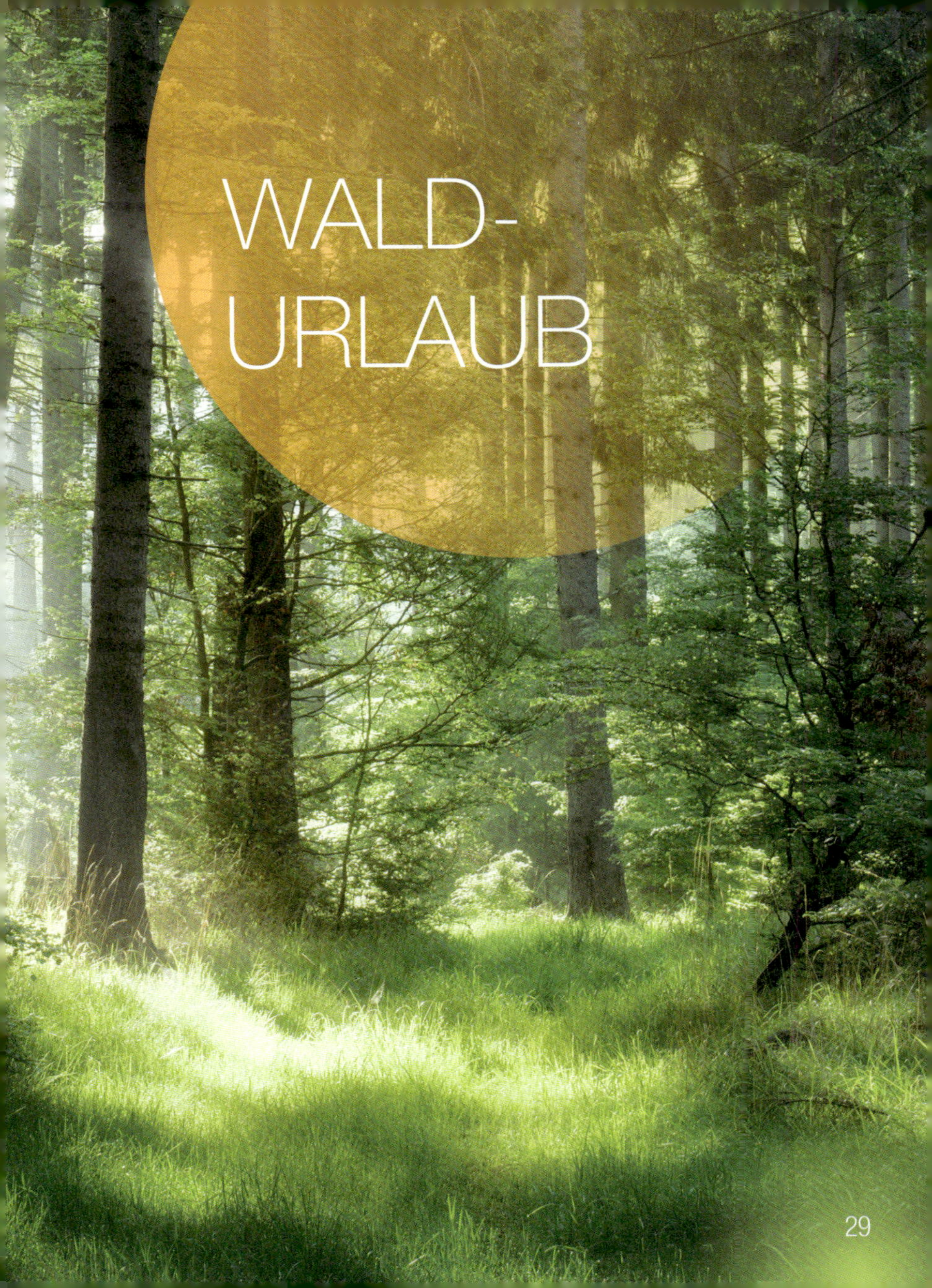

Die Beziehung von uns Menschen zu Bäumen ist eine ganz besondere. Wir erfreuen uns an ihnen, wir bewundern sie und schöpfen Kraft aus ihnen. Wir gewinnen durch sie Inspiration, und manchmal können wir sogar so etwas wie Freundschaft zu ihnen empfinden. Das Alter der Bäume erinnert uns daran, dass sich Zeit nicht immer nur nach menschlichen Maßstäben bemisst. Die nun folgende Wald-Meditation verbindet dich mit der Kraft der Bäume und nimmt dich mit in deinen ganz privaten Wald, einen Mischwald, in dem die fünf wichtigsten Waldbäume stehen, die es hierzulande gibt. Jeder Baum hat dir ein ganz spezielles Angebot zu machen und stellt dir etwas von der Qualität seines Wesens zur Verfügung. Du visualisierst in Gedanken den jeweiligen Baum oder sagst, wenn dir das schwerfällt, einfach nur seinen Namen. Dabei nimmst du die jeweilige Qualität des Baumes mit deiner Atmung in dich auf. Verbringe einen Mini-Urlaub in deinem Wald, wann immer du eine Auszeit brauchst und die Ruhe und Gelassenheit der Bäume spüren möchtest.

BUCHE – BESCHÜTZEND

Du befindest dich im Wald, in deinem eigenen Wald, neben einer mächtigen Buche. Ihre Krone wölbt sich wie ein Zeltdach weit über dir und beschützt dich und den Waldboden vor Wind und starker Sonneneinstrahlung. Beim Einatmen sagst du dir das Wort »Buche« und stellst sie dir ganz genau vor: von den tiefen Wurzeln über den dicken Stamm bis hin zu ihrem majestätischen Blätterdach. Beim Ausatmen sagst du das Wort »beschützend« und nimmst wahr, wie du dich in der Präsenz dieses Baumes tatsächlich beschützt und sicher fühlst. Beim nächsten Einatmen stellst du dir vor, wie die Buche die Nährstoffe mit ihren langen Wurzeln aus den tieferen Bodenschichten zieht und in sich aufnimmt. Weil sie sich auf diese Weise gut versorgt, kann sie dir den Schutz geben, den du beim Ausatmen spürst. Stelle dir vor, wie dich dieser Schutz von oben, vom Blätterdach her, umhüllt. Bleibe so lange unter der Buche, wie du magst.

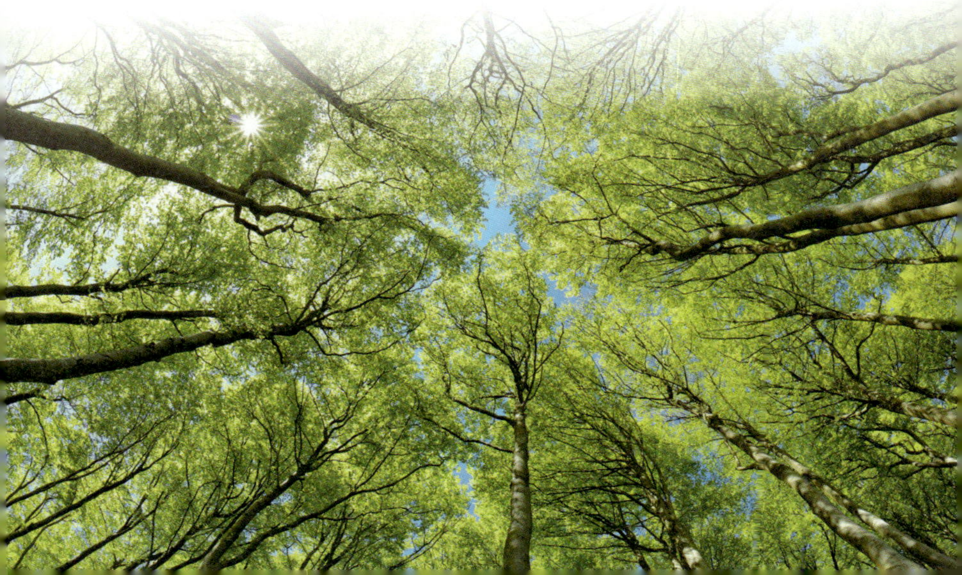

EICHE – EINFACH

Der nächste Baum, dem du dich in deinem Wald zuwendest, ist eine Eiche. Sie lehrt dich, einfach nur da zu sein, ohne etwas Bestimmtes zu wollen oder tun zu müssen. Sage dir beim Einatmen das Wort »Eiche«, und sieh sie vor dir mit ihrem wertvollen, besonderen Holz und ihren charakteristischen Blättern. Du spürst ihre Kraft und Gegenwart. Beim Ausatmen sagst du dir das Wort »einfach« und denkst daran, dass Eichen äußerst langlebig sind und über 800 Jahre alt werden können. Mit jedem Einatmen nimmst du ihre Präsenz auf und lässt sie beim Ausatmen in dich hineinströmen. Werde dir bewusst, dass die Eiche aufgrund ihres besonderen wasserdichten und atmungsaktiven Holzes uns Menschen oft hilft und dennoch ihre Einfachheit und Selbstverständlichkeit nicht verliert. Dies kann ein hilfreiches Bild dafür sein, dich selbst ebenfalls nicht zu verlieren. Nimm von ihrer Präsenz so viel in dich auf, wie du brauchst.

FICHTE – FÄHIG

Du wendest dich nun den Nadelbäumen in deinem Wald zu und siehst die kegelförmig nach oben wachsende Baumkrone der Fichte vor dir. Die Fichte kann unter schwierigen klimatischen Bedingungen wachsen und hat dennoch ein sehr gutes und vielseitig einsetzbares Holz. Du atmest ein und sagst »Fichte«. Dabei stellst du dir vor, wie sie widerstandsfähig Sonne,

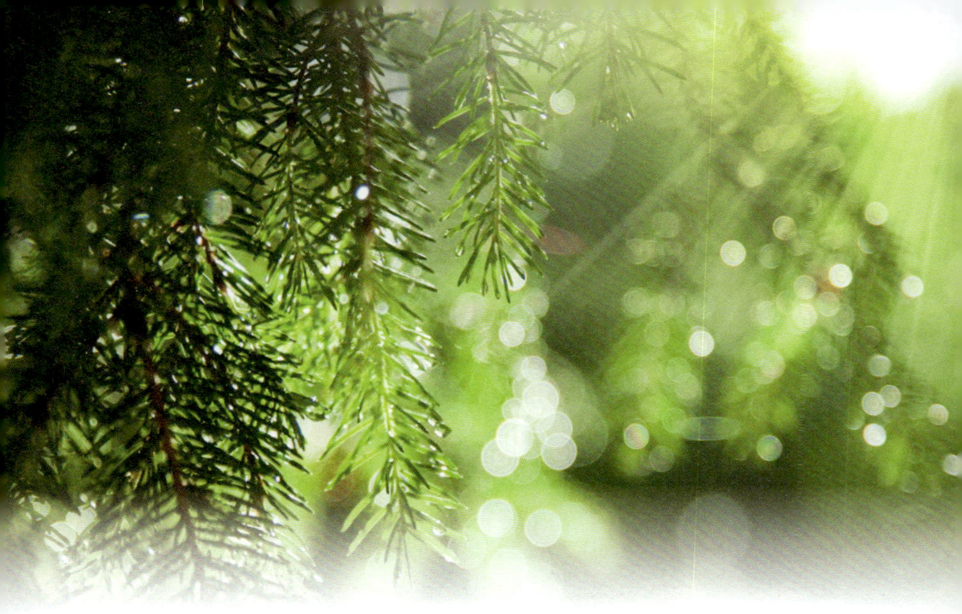

Wind und Frost trotzt und mit ihrem reich verzweigten Wurzelsystem Nährstoffe aus dem Boden zieht. Beim Ausatmen sagst du dir das Wort »fähig« und spürst, wie die Widerstandsfähigkeit der Fichte mit deiner eigenen Widerstandsfähigkeit in Resonanz geht. Durch ihre besonderen Eigenschaften gelingt mit ihr auch eine rasche Wiederaufforstung, wodurch sie einen großen Beitrag zur Regeneration des Waldes leistet. Sieh in ihr auch deine eigene Widerstandsfähigkeit. Bleibe so lange bei den Fähigkeiten der Fichte, bis du deine eigenen Fähigkeiten deutlich spüren kannst.

KIEFER – KRAFTVOLL

Die Kiefer, die du als nächstes besuchst, ist ein kraftvoller Baum mit sehr starken Wurzeln. Sie ist in allen Höhenlagen vertreten und kann sich gut in kalten und schneereichen Gegenden behaupten. Du sagst beim Einatmen das Wort »Kiefer« und lässt deinen inneren Blick von ihren tief reichenden Pfahlwurzeln über ihren zweifarbigen Stamm bis hinauf zu ihrer lichten, hohen Baumkrone schweifen. Beim Ausatmen sagst du dir das Wort »kraftvoll« und fühlst, wie die Kraft der Kiefer auf dich überfließt. Beim erneuten Einatmen machst du dir bewusst, dass die Kiefer überall dort zu finden ist, wo das Klima für andere Bäume ungünstig ist. Beim Ausatmen siehst du ihre majestätische Kraft, und je länger du ein- und ausatmest, desto stärker kannst du diese Kraft und Durchsetzungsfähigkeit auch in dir selbst wahrnehmen. Vielleicht merkst du nach einer Zeit auch, dass die Kraft der Kiefer und deine eigene Kraft identisch sind.

TANNE – MAGISCH

Der letzte Baum deines Wald-Urlaubs ist die Tanne: Sie ist der Baum, um den sich die meisten Mythen ranken, der in zahlreichen Märchen und Geschichten vorkommt. Auch der Weihnachtsbaum wird traditionellerweise mit ihr assoziiert. Mit Höhen von bis zu 65 Metern ist ihre Erscheinung groß und majestätisch. Sage dir beim Einatmen das Wort »Tanne«, und sieh deine eigene Tanne vor dir: geheimnisvoll und magisch. Während du ausatmest und das Wort »magisch« sagst, wirst du dir bewusst, dass der Tanne schon immer, selbst in vorchristlicher Zeit, magische Kräfte zugesprochen wurden. Du stellst dir vor, wie diese magischen Kräfte beim Ausatmen von der Tanne auf dich überfließen. Bei jedem Einatmen siehst du die Tanne etwas mehr leuchten, und immer wenn du ausatmest, spürst du ihre Lebenskraft stärker und ihr Wachstum, das mit deinem übereinstimmt. Bleibe bei diesem magischen Baum und seiner geheimnisvollen Kraft, so lange du willst, und komme erst wieder zurück in deine Außenwelt, wenn du genug von seiner Kraft in dich aufgenommen hast.

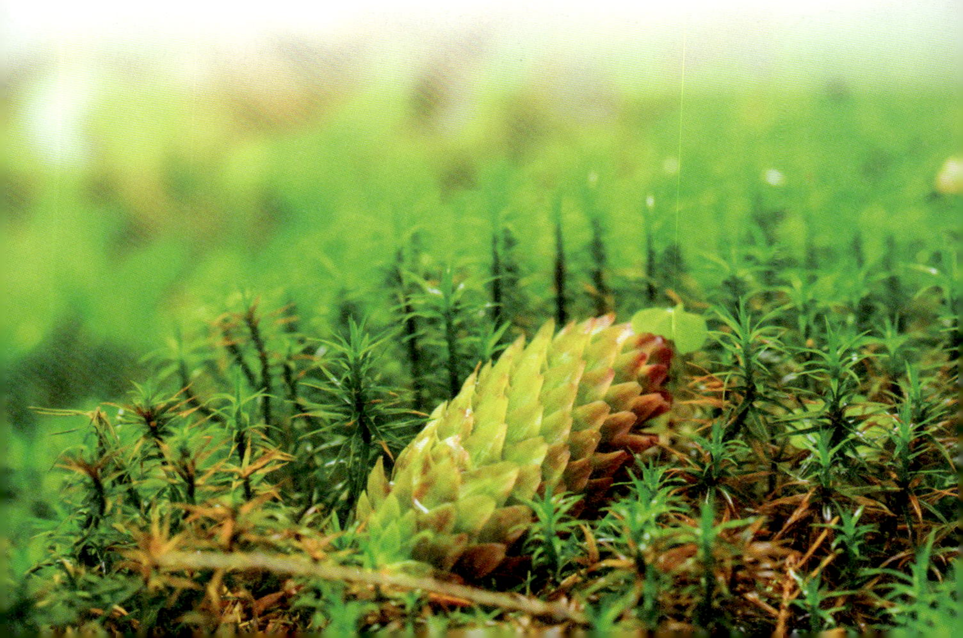

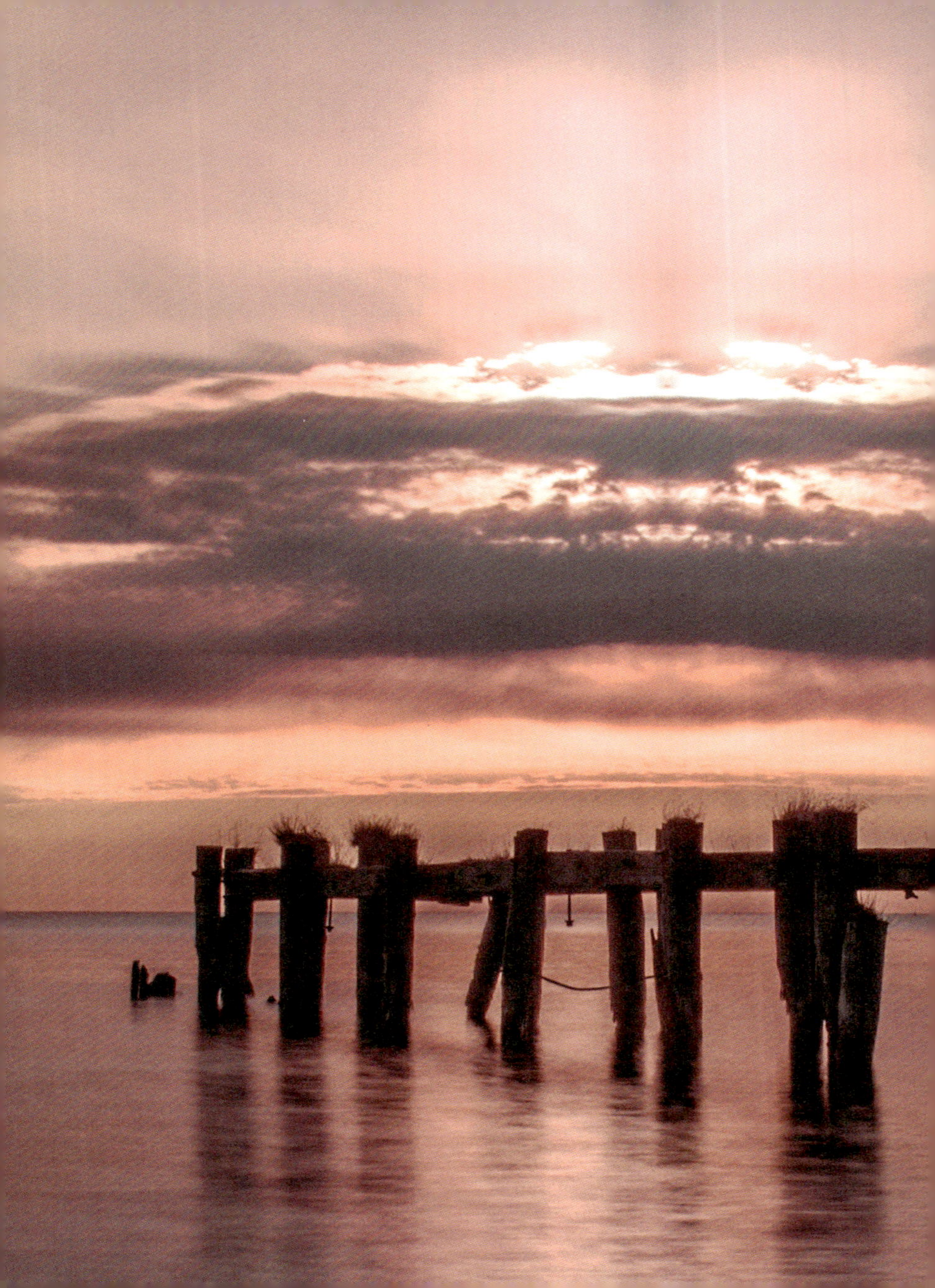

BALANCE-URLAUB

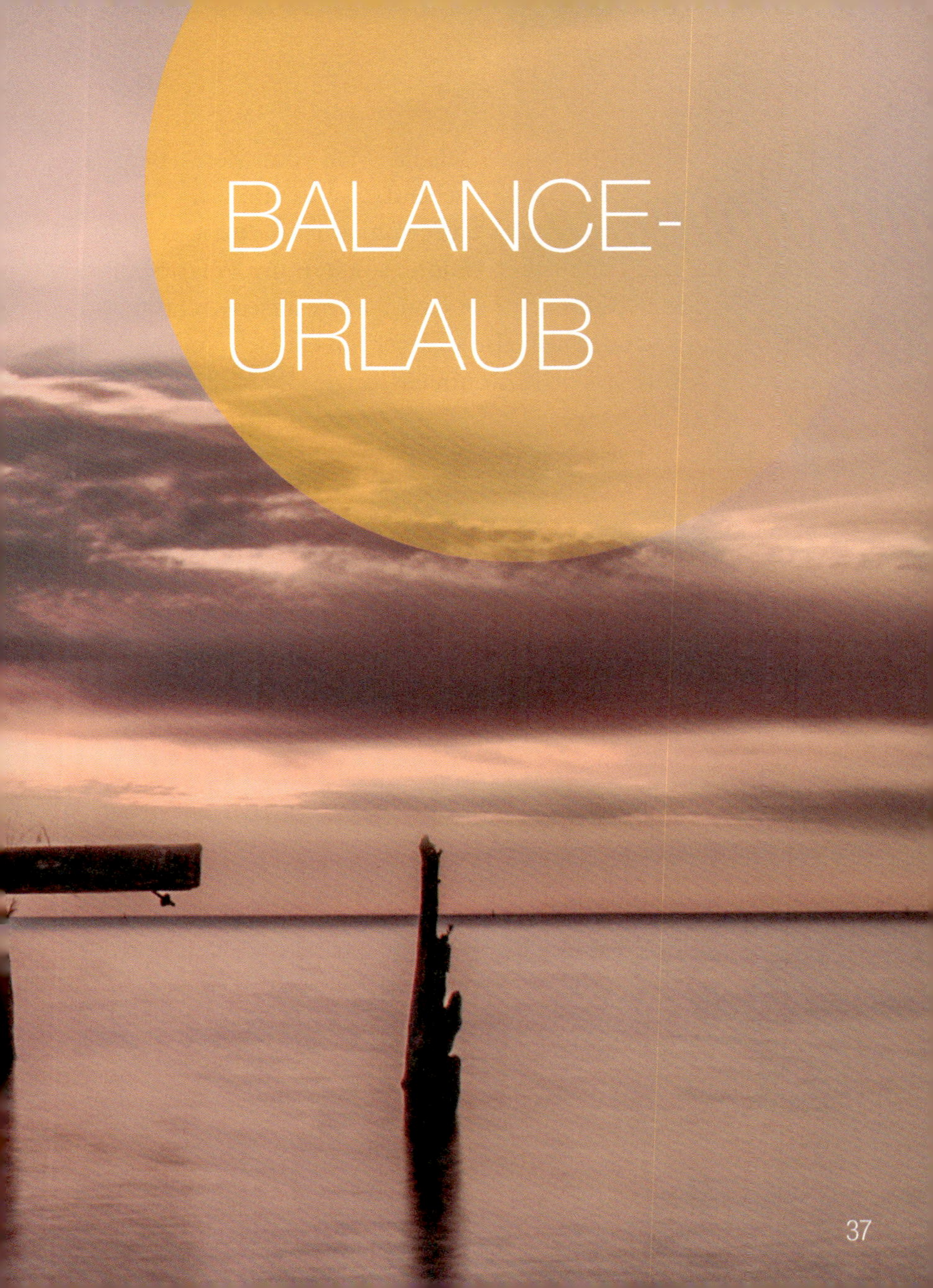

Der Balance-Urlaub unterscheidet sich vom Meer-, Berg- und Wald-Urlaub dahin gehend, dass es nun nicht mehr um die Visualisierung einer konkreten Szenerie geht – Strand, Berglandschaft und Wald –, sondern um Polaritäten, die unser Leben bestimmen und auf die wir unsere Achtsamkeit legen. Es handelt sich also weniger um ein Sich-Vorstellen einer Umgebung als vielmehr um ein inneres Erspüren der Eigenschaften dieser Polaritäten. Das Ziel ist ein aufmerksames Beobachten ihres Wechselverhältnisses, ein Ausgleich zwischen den sich bedingenden Gegensätzen. Diese Meditation beinhaltet Elemente des QE (Quantum-Entrainment) nach Frank Kinslow, die ein Gefühl der inneren Ausgeglichenheit schaffen. Sage wieder beim Einatmen das eine und beim Ausatmen das andere Wort, und stelle dir die jeweiligen Dinge vor – wobei es, wie bereits gesagt, dieses Mal nicht so sehr um ein konkretes Vorstellen geht, sondern um ein Erspüren der jeweiligen Energien.

NEHMEN – GEBEN

Sage dir beim Einatmen das Wort »nehmen« und beim Ausatmen das Wort »geben«. Es ist wichtig, mit dem Nehmen zu beginnen, weil du nur das geben kannst, was du zuvor wirklich genommen hast. Stelle dir beim Einatmen deine linke Hand vor und beim Ausatmen deine rechte. Deine Hände sollten sich dabei nicht berühren. Fühle beim Einatmen, wie es ist, eine linke Hand zu haben, und spüre beim Ausatmen, wie es ist, eine rechte Hand zu haben. Wie fühlt sich die linke Hand im Inneren an? Wie die rechte? Kannst du Wärme wahrnehmen? Oder ein Kribbeln? Wechsle ein paar Mal mit der Aufmerksamkeit von der einen in die andere Hand, im Rhythmus deines Atems. Versuche dann, beide Hände gleichzeitig zu fühlen, während du weiterhin beim Einatmen innerlich das Wort »nehmen« und beim Ausatmen das Wort »geben« sagst. Spüre für eine Weile gleichzeitig beide Hände, und wechsle das Wortpaar erst, wenn du ein Gefühl der inneren Ruhe und Gelassenheit wahrnimmst.

HALTEN – LASSEN

Stelle dir beim nächsten Wortpaar einen Menschen vor, den du sehr liebst und in dessen Gegenwart du dich wohl, geborgen, angenommen und lebendig fühlst. Das kann ein realer Mensch sein oder eine Person, die es nur in deiner Vorstellung gibt. Es kommt nicht so sehr auf die Person an, sondern auf das Gefühl der Geborgenheit und Wärme, das in dir entsteht, wenn diese Person dich umarmt. Beim Einatmen sagst du dir das Wort »halten« und fühlst, wie die Person dich in den Arm nimmt und festhält. Beim Ausatmen lockert die Person die Umarmung, sodass du sie nicht mehr so spüren kannst wie beim Einatmen. Du nimmst zwar noch die Gegenwart und Präsenz der Person wahr, spürst aber nicht mehr die körperliche Umarmung. Es fühlt sich eher wie ein Nachklang davon an. Beim Ausatmen sagst du dir das Wort »lassen«. Stelle dir vor, dass die Person weiterhin ganz nah bei dir ist, auch wenn du ihre Präsenz beim Ausatmen nicht mehr physisch wahrnehmen kannst. Beim nächsten Einatmen nimmt die Person dich wieder in ihrer Arme, und das Wechselspiel von Halten und Lassen setzt sich fort. Führe diese Sequenz so lange aus, bis du spürst, dass es Zeit für die nächste ist.

INNEN – AUSSEN

Beim nächsten Einatmen gehst du mit deiner Aufmerksamkeit in deinen inneren Körper – genauso, wie du vorhin in deine Hände hineingefühlt hast. Dieses Mal versuchst du jedoch, deinen gesamten Körper von innen heraus wahrzunehmen, und sagst dir beim Einatmen das Wort »Innen«. Beim Ausatmen sagst du dir das Wort »Außen« und spürst die Luft, die deinen Körper wie eine Hülle umgibt. Stelle dir vor, deine Haut sei die Grenze, und fühle beim Einatmen das, was unter deiner Haut wahrnehmbar ist, und spüre beim Ausatmen das, was sich auf der anderen Seite befindet. Das lässt sich – statt mit dem gesamten Körper – auch nur mit einzelnen Körperteilen, wie den Armen oder Beinen, durchführen. Probiere einfach aus, was dir leichter fällt. Du wirst merken, dass du Innen und Außen immer feiner wahrnimmst, je länger du ein- und ausatmest, und dass die Grenze nach und nach durchlässiger wird. Wenn es angenehm für dich ist, kannst du beim Ausatmen statt der Lufthülle auch eine weiße Schutzhülle um deinen Körper herum visualisieren.

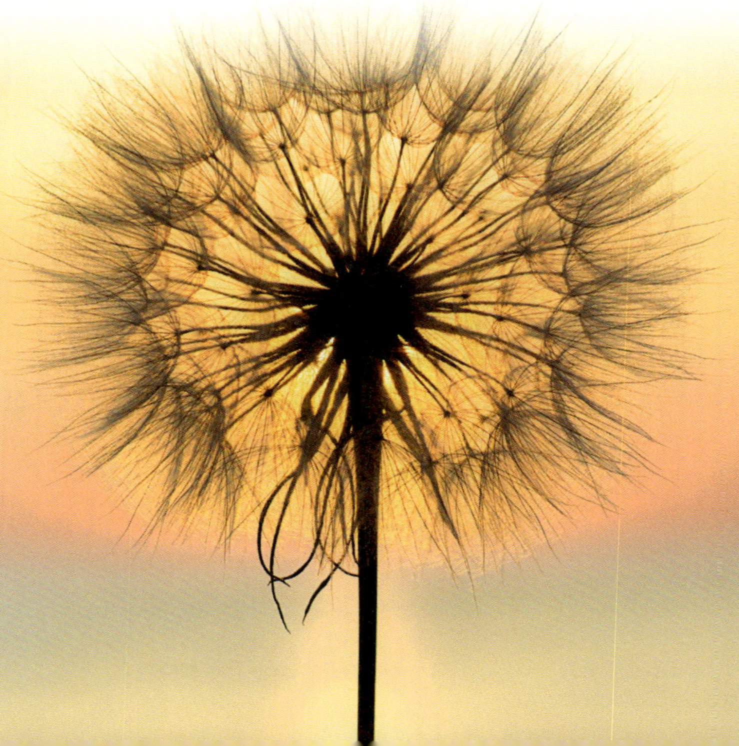

HELL – DUNKEL

Richte deine Aufmerksamkeit nun auf das Licht. Es geht nicht um reale Lichtverhältnisse, sondern um die Bewertung von Situationen, Zuständen und Sachverhalten als lichtvoll und düster. Sage dir beim Einatmen das Wort »hell«, und denke an all die hellen Zeiten, die lichtdurchfluteten Stunden und strahlenden Augenblicke, die du erlebt hast und erlebst, einerlei, ob sie bereits lang zurückliegen oder jüngeren Datums sind. Visualisiere diese Momente vor deinem inneren Auge, all das, was dir an Lichtvollem in deinem Leben in den Sinn kommt und wofür es dir leichtfällt, dankbar zu sein. Beim Ausatmen sagst du dir das Wort »dunkel« und siehst die schweren Stunden, die dunklen Momente und die leidvollen Augenblicke vor dir, an die es dir schwerer fällt, zu denken. Stelle dir beim Ausatmen alles vor, was dir Sorge bereitet, Angst macht oder womit du Schwierigkeiten und zu kämpfen hast. So wechselst du beim Ein- und Ausatmen zwischen der hellen und dunklen Seite des menschlichen Daseins hin und her. Du wirst dabei möglicherweise bemerken, dass sich die Empfindungen des Hellen und des Dunklen einander angleichen, und dir wird ganz deutlich bewusst, dass die eine Seite nicht ohne die andere Seite existieren kann.

ALLES – EINS

Sage dir beim Einatmen das Wort »alles«, und fühle, wie du sowohl das, was dich physisch umgibt, als auch das, was du denkst und fühlst, in dich hineinatmest. Deine materielle und geistige Umgebung fließt durch dich hindurch und an deinem inneren Wesenskern vorbei, ohne diesen zu berühren oder beeinflussen zu können. Im Gegenteil: Dein Inneres transformiert beständig deine Umgebung, und du atmest sie – geeint und zentriert – beim Ausatmen wieder aus, wobei du dir das Wort »eins« sagst. Dein Wesenskern, den du dir in der Mitte deiner Brust oder auf Höhe deines Sonnengeflechts, das zwischen deinem Brustbein und deinem Bauchnabel liegt, vorstellst, transformiert alles, was du einatmest und was dich beschäftigt. Er reinigt und konzentriert es auf das Wesentliche, sodass du es zentriert wieder ausatmen kannst. Dein Inneres wird von dem Einströmenden in keiner Weise in seinem Wesen berührt, sodass es immer gleichmäßig seine Arbeit verrichten kann. Alles, was auf dich einströmt, strömt durch dich hindurch, aber berührt nicht deinen Wesenskern, berührt nicht das, was dich im Inneren ausmacht! Beende die Übung, wann immer du möchtest, und komme in deinem Tempo wieder zurück in die Außenwelt.

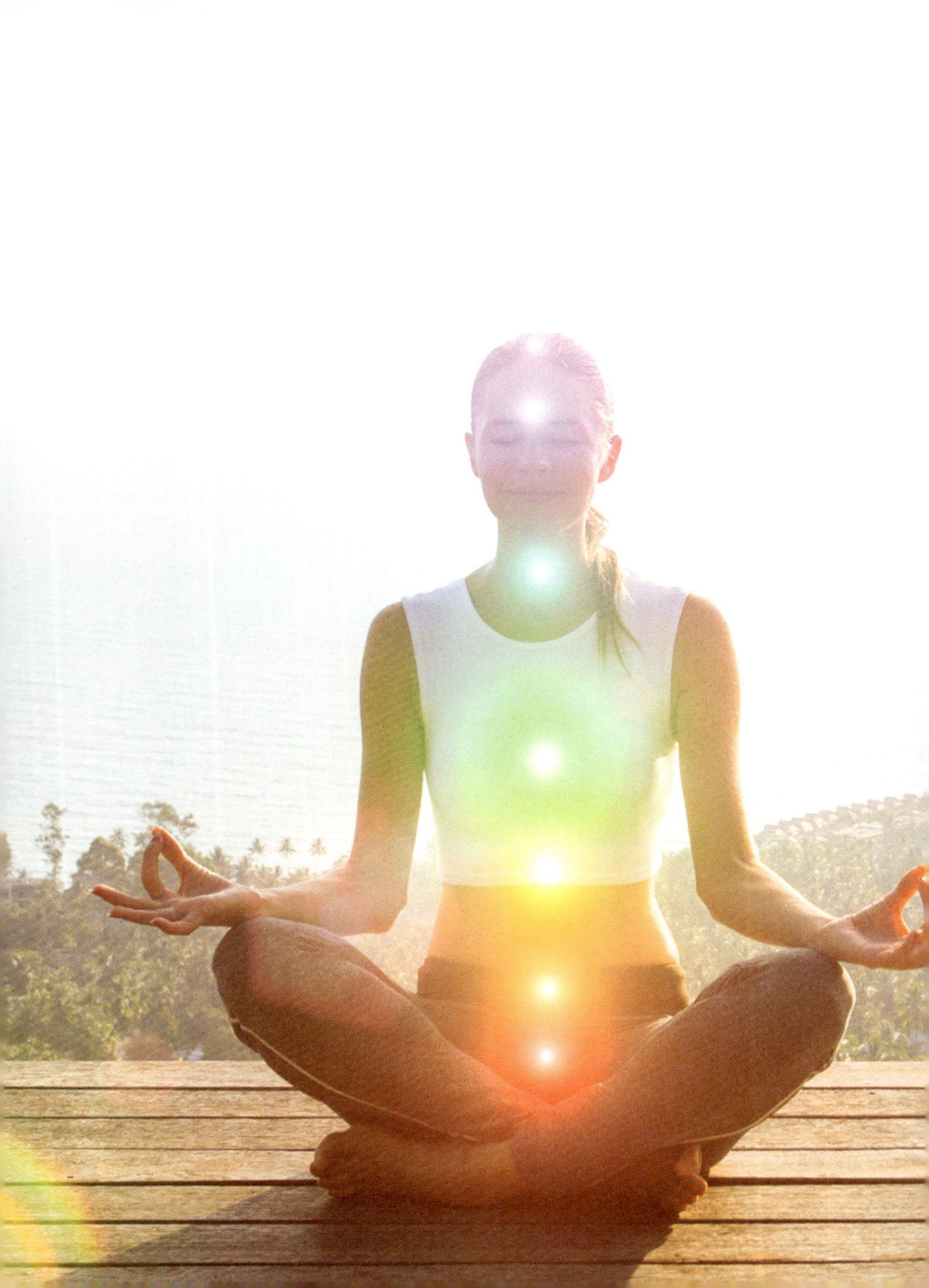

ENERGIE-URLAUB

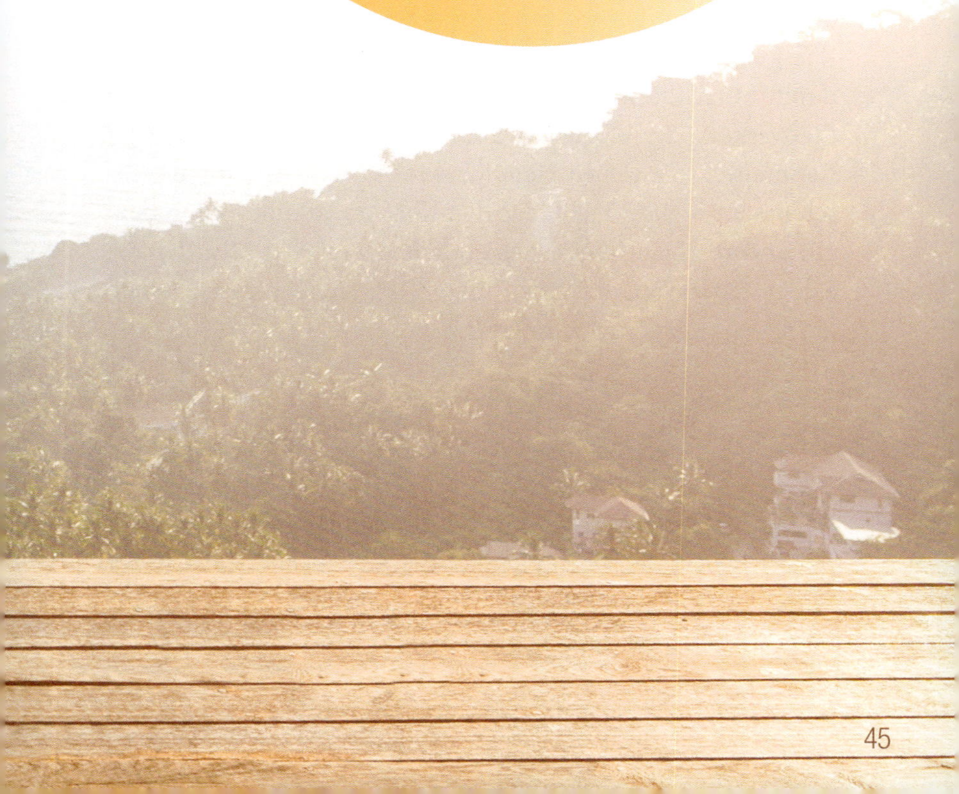

Beim Energie-Urlaub geht es darum, die sieben Hauptchakras des Körpers – nach indischer Lehre die Kraftzentren des Körpers – mit Atem zu füllen. Dabei spürst du in die jeweilige Körperregion hinein, in der das Chakra seinen Sitz hat, und visualisierst beim Einatmen die ihm zugeordnete Farbe. Es ist wichtig, die Farbe so stark und leuchtend wahrzunehmen wie möglich. Beim Ausatmen sagst du dir das Wort, das die Wirkung des geöffneten Chakras am besten beschreibt. Dies unterstützt den Energiefluss und hilft dabei, die Wirkung deutlich zu fühlen. Beim Ein- und Ausatmen lässt du die jeweilige Farbe im Körper zirkulieren und hebst so das Energieniveau deines Körpers an. Je öfter du diese Meditation durchführst, desto stärker werden die Farben leuchten, und die Wirkung der Wörter wird immer kraftvoller. Am Ende der Reise durch die sieben Hauptchakras visualisierst du als Abschluss ein weißes Licht, das den Körper umhüllt und in dem alle anderen Lichtfrequenzen enthalten sind. Der Mini-Urlaub eignet sich sowohl dafür, zu innerer Ruhe zu kommen, als auch dazu, dem Körper neue Energie zuzuführen.

ROT – VERWURZELT

Gehe mit deiner Aufmerksamkeit in dein Becken. Dein Wurzelchakra befindet sich im Bereich deines Beckenbodens, in der Mitte des Damms. Stelle dir vor, dass du beim Einatmen die Luft durch deinen Beckenboden einströmen lässt, und sage dir dabei das Wort »Rot«. Visualisiere, wie dein Becken, ausgehend vom Beckenboden, in einem strahlenden, satten Rot zu leuchten beginnt. Sieh beim Ausatmen zu, wie sich dieses Rot in dir ausbreitet: in deine Beine und Füße hinein, in deinen Oberkörper, deine Schultern, deine Arme und deinen Hals und Kopf. Beim Ausatmen sagst du dir das Wort »verwurzelt« und fühlst deine Verbindung zur Erde. Atme erneut ein, und stelle dir vor, wie das leuchtende Rot wieder zurück zum Chakra in dein Becken fließt und dort – gemeinsam mit der neu einströmenden Luft – die Energie noch einmal vergrößert. Atme aus, lasse das Rot wieder in deinen Körper strömen, und nimm gleichzeitig wahr, wie du dich immer tiefer verwurzelt und geerdet fühlst. Diese Energie der Erdung geht von deinem Wurzelchakra aus, bei dem du so lange mit deinem Atem und deiner Aufmerksamkeit verweilst, wie es gut für dich ist.

ORANGE – LEBENDIG

Wandere nun mit deiner Aufmerksamkeit etwas höher, in den Bereich deines unteren Bauchs, wo das Sakralchakra liegt. Es ist der Sitz von Lebenslust, Lebendigkeit und kreativer Schaffenskraft. Beim Einatmen sagst du dir das Wort »Orange«. Stelle dir vor, dass du die Luft beim Einatmen durch deinen unteren Bauch in deinen Körper hineinströmen lässt, und sieh vor deinem inneren Auge, wie sich dort ein leuchtendes orangefarbenes Licht ausbreitet und immer strahlender wird.

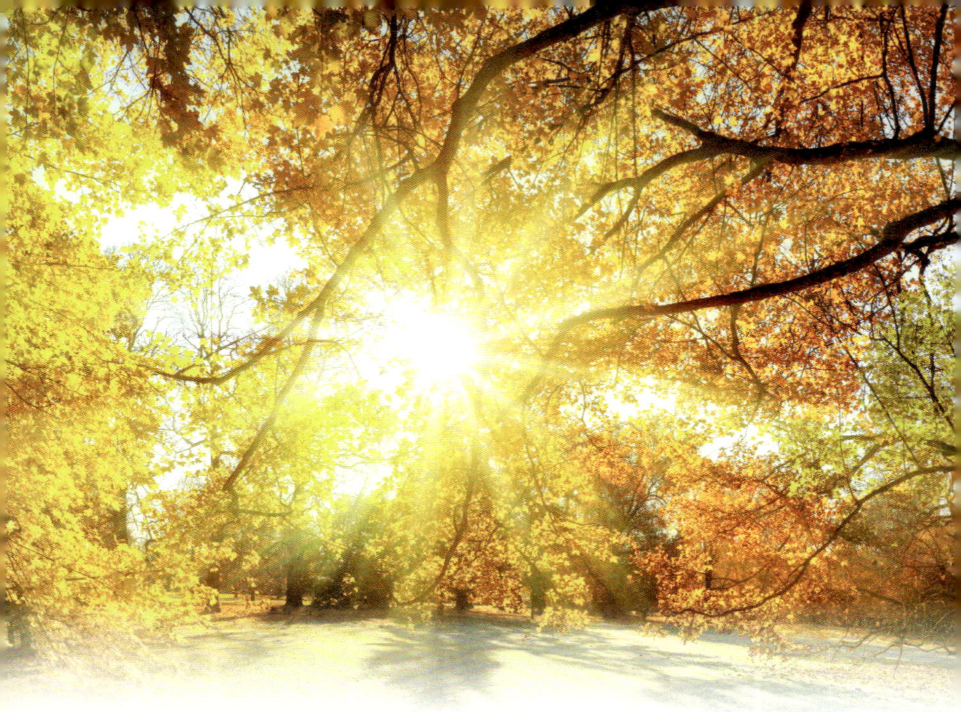

Beim Ausatmen stellst du dir vor, wie sich das orangefarbene Licht in deinem Körper ausbreitet und nach unten in Richtung deiner Füße und nach oben in Richtung deines Kopfes strömt. Dein ganzer Körper wird erfüllt von Lebendigkeit und kreativer Energie. Spüre die Verbindung zu deiner eigenen schöpferischen Kraft, und sage dir das Wort »lebendig«. Atme erneut ein, und fühle den Rückfluss dieser Energie in deinen unteren Bauch. Gleichzeitig spürst du, wie die Luft wieder in deinen unteren Bauch strömt und wie sich die Intensität der Farbe und das Energieniveau nochmals erhöhen. Du spürst die Kraft in dir fließen und fühlst dich frei, lebendig und kraftvoll.

GELB – GLÜCKLICH

Die dritte Station deines Energie-Urlaubs ist der Bereich zwischen Solarplexus, dem Sonnengeflecht und dem Bauchnabel. Hier sitzt das Zentrum der Emotionen und der Intuition. Dieses Chakra wird der Sonne zugeordnet und leuchtet in einem strahlenden Gelb. Du kannst dir beim Einatmen das Sonnenlicht vorstellen, aber genauso gut auch ein Weizenfeld im Sonnenschein oder einen leuchtend gelben Herbstwald. Finde dein eigenes Bild, und sage dir beim Einatmen das Wort »Gelb«. Dann nimmst du wahr, wie sich das Gelb beim Ausatmen in deinem Körper ausbreitet, nach oben und nach unten, während du dir dabei das Wort »glücklich« sagst. Du bist in deiner Mitte, und das Wesen deiner Mitte besteht aus vollkommenem Glück. Atme wieder ein, und lasse das Gelb und das Glücksgefühl wieder zurück in den Bereich des Sonnenchakras fließen, das sich durch die neue Luft noch weiter öffnet und noch mehr Strahlkraft bekommt. Bleibe so lange bei diesem gelben Glücksgefühl, wie du möchtest.

GRÜN – LIEBEVOLL

Nun kommst du in deinem Brustraum an, in dem dein Herzchakra in einem leuchtenden, angenehmen Grün in der Mitte deiner Brust auf der Höhe deines Herzens liegt. Das Grün kann phasenweise auch in ein leichtes Rosa übergehen. Hier liegt das Zentrum der tiefen Gefühle und der Liebe. Atme tief ein, und sage dir das Wort »Grün«. Dabei siehst du, wie dein Herzchakra zu leuchten beginnt und sich öffnet wie die Knospe einer Blume. Beim Ausatmen sagst du dir das Wort »liebevoll« oder – wenn es besser für dich passt – »voller Liebe«. Dabei schickst du die Energie der Liebe durch deinen Körper, hinauf zu deinem Kopf und hinunter zu deinen Füßen. Lasse diese Energie beim nächsten Einatmen wieder zurück zum Zentrum deines Herzens fließen und neue Kraft durch die neu einströmende Luft bekommen. Stelle dir vor, dass du durch dein Herz einatmest und diese Kraft aufnimmst. Du kannst dir selbst und auch anderen Lebewesen die Liebe geben, die durch deinen Körper fließt. Werde dir bewusst, dass dein Herzzentrum aus Liebe besteht.

BLAU – KLAR

Gehe mit deiner Aufmerksamkeit nun in deinen Hals, in dem sich das Kehlkopfchakra befindet. Seine Aufgaben sind der kreative Selbstausdruck, die Kommunikation und die Authentizität. Visualisiere himmelblaue Farbe, leuchtend und schön, und sage dir beim Einatmen das Wort »Blau«. Lasse dich ganz in dieses Blau hineinfallen und die Luft durch den Bereich des Kehlkopfes in dich hineinströmen. Dadurch gewinnt das Blau bei jedem Atemzug an Intensität und Strahlkraft. Beim Ausatmen sagst du dir das Wort »klar«. Damit entscheidest du dich für einen klaren Ausdruck deiner eigenen Wahrheit und deiner

Bedürfnisse, für einen authentischen Selbstausdruck. Lasse das blaue Licht zum einen in deinen Kopfbereich, zum anderen in deinen Körper fließen, und werde dir bewusst, dass das Halschakra der Vermittler zwischen der Weisheit deines Körpers und deines Verstandes ist. Beim erneuten Einatmen fließt das Licht wieder zurück in deinen Hals, wird erneuert und von der einströmenden Luft mit Energie aufgeladen. Bleibe so lange beim Halschakra, wie du möchtest.

INDIGO – WISSEND

Als nächstes wandert deine Aufmerksamkeit zum Bereich zwischen deinen Augen, auf Höhe der Augenbrauen oder leicht darüber, dem sogenannten Dritten Auge. Hier sitzt das Stirnchakra, das Zentrum von Intuition und Inspiration, das Zentrum des Geistes. Stelle dir vor, dass du in diesen Bereich hineinatmest, und visualisiere dabei indigoblaues Licht. Sage dir beim Einatmen das Wort »Indigo«, und stelle dir mit jedem Einatmen vor, wie das Licht stärker und heller wird. Beim Ausatmen lässt du das Licht wieder durch deinen Körper fließen und sagst dabei innerlich das Wort »wissend«. Wenn es dir besser gefällt, kannst du auch das Wort »sehend« sagen – beide unterstützen die Energie des Stirnchakras. Du kannst auch zwischen den beiden Begriffen abwechseln. Wenn du erneut einatmest, fließt das Licht zurück und wird im Bereich deines Dritten Auges wieder mit der Kraft der neu einströmenden Luft aufgeladen.

VIOLETT – GANZ

Die vorletzte Station deines Energie-Urlaubs ist der Scheitelpunkt des Kopfes, wo sich das sogenannte Kronenchakra befindet. Es ist der Sitz des Einheitsbewusstseins und der universalen Intelligenz. Seine Farbe ist ein sehr leichtes, beinahe transparentes Violett. Stelle dir dieses Licht beim Einatmen vor, während du dich ganz auf den höchsten Punkt deines Kopfes konzentrierst und dir das Wort »Violett« sagst. Beim Ausatmen schickst du das helle, zart violett schimmernde Licht durch deinen Körper und sagst dir dabei das Wort »ganz«. Fühle dabei, wie es dich ganz ausfüllt und beim erneuten Einatmen wieder zurück in den Kopfbereich, ins Kronenchakra fließt. Auch diese Farbe gewinnt durch jede erneute Nennung und die neu einströmende Luft immer weiter an Energie, und das Chakra öffnet sich immer mehr. Dein Körper verbindet sich hier mit der universalen Schöpferkraft. Die nächste und letzte Station schließt sich unmittelbar an diese an.

WEISS – UMHÜLLT

Das Licht wird nun noch heller und strahlend weiß. Du stellst dir weiterhin vor, wie es am höchsten Punkt deines Kopfes in dich hineinströmt und sagst dir dabei das Wort »Weiß«. Beim Ausatmen läuft das Licht nun aber nicht durch deinen Körper hindurch, sondern außerhalb deines Körpers an dir entlang, sodass es dich umfließt und dich wie eine schützende Hülle umgibt. Stelle dir dazu zwei Lichtströme vor, die links und rechts an deinem Körper entlang fließen, sich unterhalb deiner Füße kreuzen und beim erneuten Einatmen wieder nach oben zum Kronenchakra zurückfließen. Beim Ausatmen sagst du dir das Wort »umhüllt« und fühlst die leuchtende Ummantelung deines Körpers, die mit jedem Atemzug strahlender und heller wird. Das Licht hat eine schützende und heilende Wirkung, die du immer stärker wahrnimmst, je länger du ein- und ausatmest. Beende den Mini-Energie-Urlaub bedächtig, und komme langsam und in deinem Tempo wieder zurück ins Hier und Jetzt.

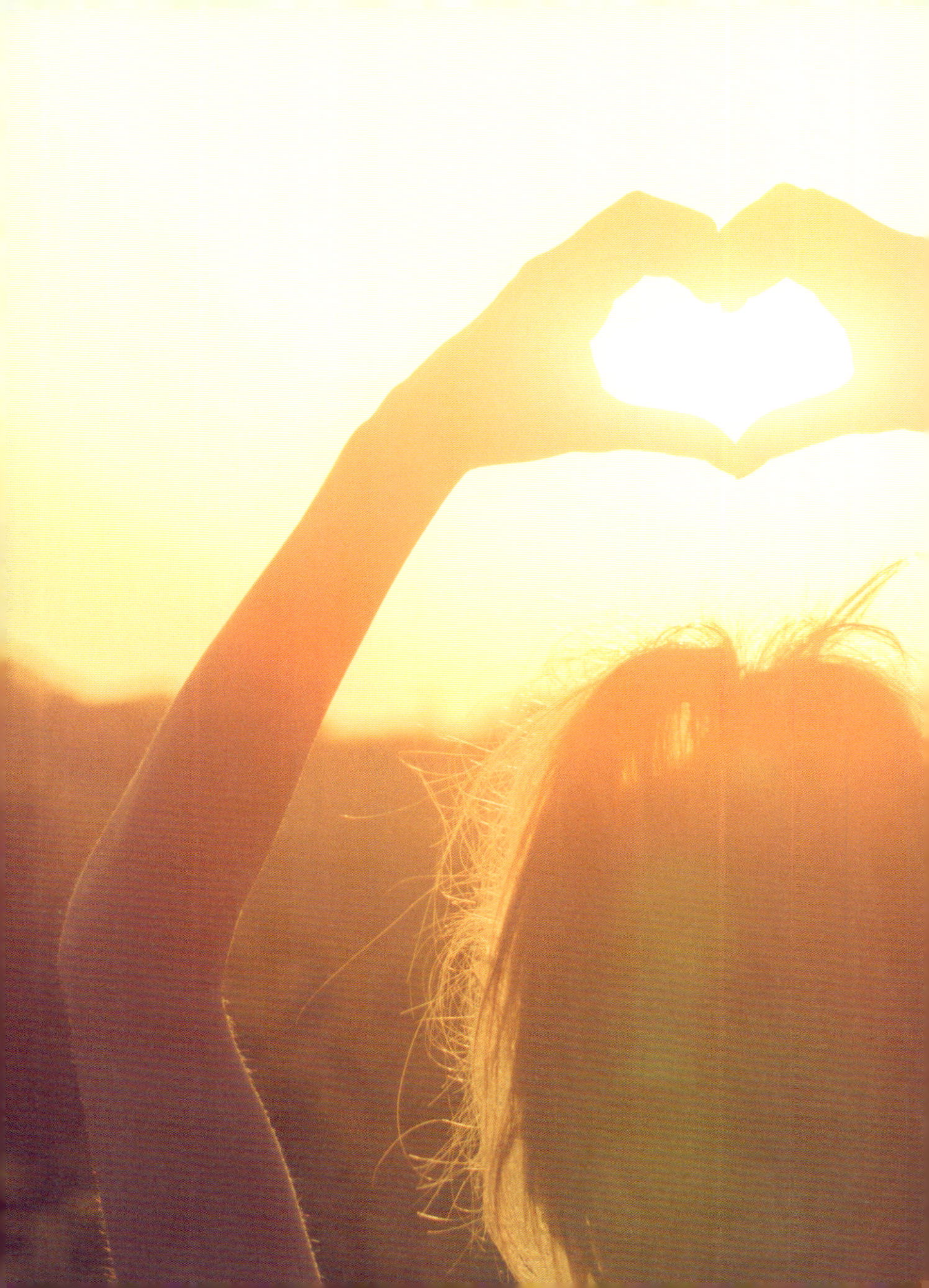

GESUNDHEITS-URLAUB

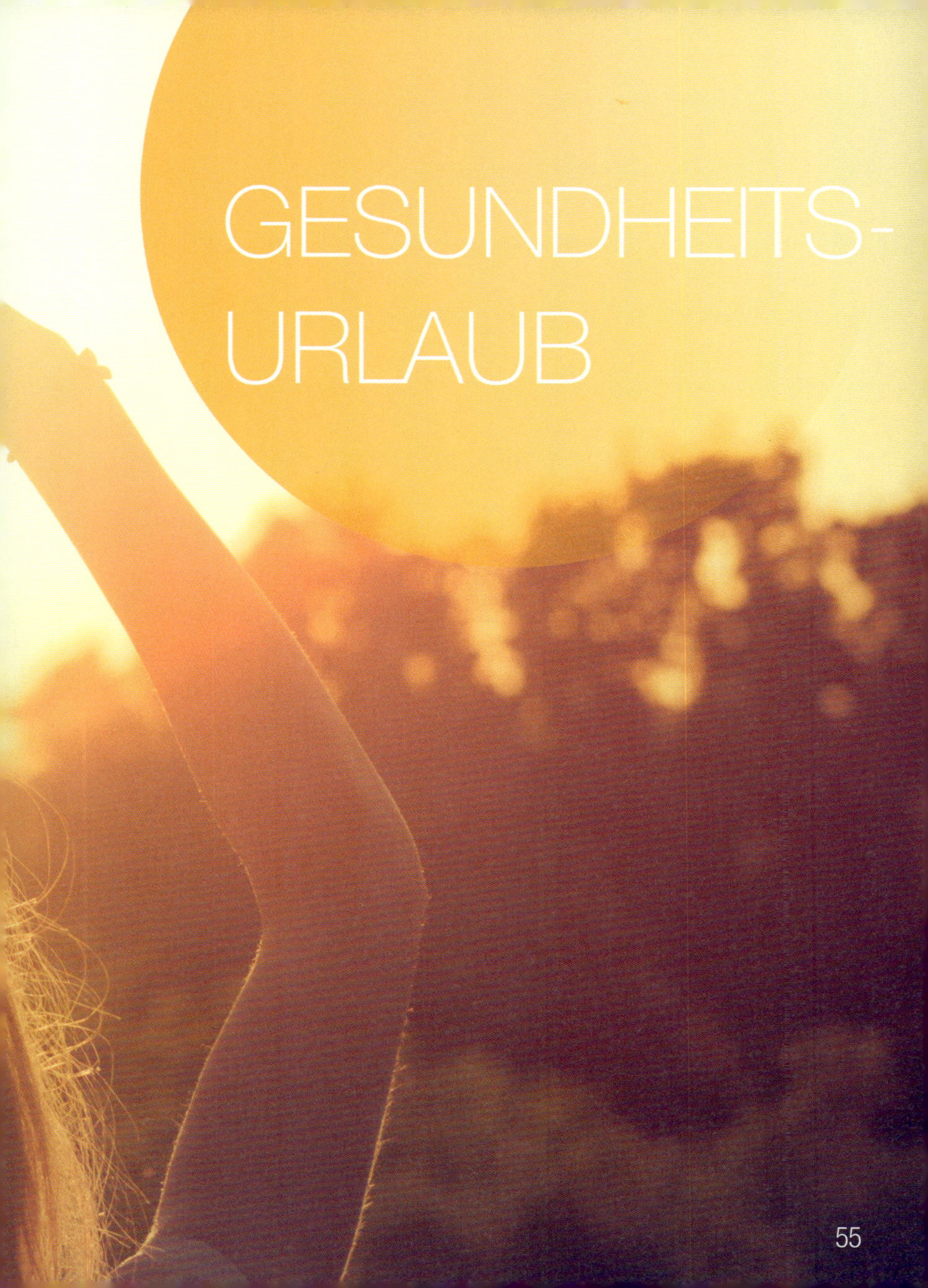

Der Mini-Gesundheits-Urlaub dient dazu, die wichtigsten Organe des Körpers zu würdigen, zu kräftigen und in ihrer Funktionsweise zu unterstützen. Es besteht natürlich auch die Möglichkeit, am Ende ein weiteres Organ anzuschließen, das besonderer Aufmerksamkeit und Unterstützung bedarf, etwa weil es in seiner Funktionsweise eingeschränkt ist. Sage dir dazu beim Einatmen den Namen des entsprechenden Organs, lasse es vor deinem inneren Auge entstehen, gehe mit der Aufmerksamkeit dorthin – und sage dir beim Ausatmen das Wort »Heilung«. Visualisiere die Heilung vor deinem inneren Auge konkret, indem du das Organ in ein helles, warmes Licht hüllst, das heilende Kräfte hat und das betreffende Organ gänzlich umschließt und durchdringt. Die Funktionsweise der anderen Organe wird im Gesundheits-Urlaub auf ähnliche Weise gestärkt: Man beginnt mit dem Herzen, weil es die übrigen Organe mit Blut versorgt, geht dann zum Gehirn als dem zentralen Wahrnehmungsorgan und wandert anschließend mit der Aufmerksamkeit durch den weiteren Körper. Es spielt keine Rolle, ob du bei der Visualisierung eine konkrete Vorstellung vom Aussehen des jeweiligen Organs hast oder nicht. Entscheidend ist vor allem die Aufmerksamkeit, die du ihm durch den Mini-Urlaub schenkst.

HERZ – NAHRUNG

Gehe mit deiner Wahrnehmung zu deinem Herzen. Stelle dir vor, wie es in deiner Brust schlägt und wie das Blut herein- und hinausströmt. Sage dir beim Einatmen das Wort »Herz«, und fühle eine tiefe Dankbarkeit dafür, dass es da ist und Tag für Tag, Stunde für Stunde, Minute für Minute seinen Dienst tut. Sage dir beim Ausatmen das Wort »Nahrung«, und sieh vor deinem inneren Auge, wie dein Herz das Blut in deinen Körper pumpt und den gesamten Blutkreislauf aufrechterhält. Stelle dir vor, wie das Herz mit jedem weiteren Einatmen ganz leicht zu leuchten beginnt, kaum wahrnehmbar, und sich über deine Aufmerksamkeit freut, die du ihm durch das Aussprechen seines Namens schenkst. Beim Ausatmen kannst du dir die Nährstoffe des Bluts vorstellen, das dank deines Herzens durch deinen Körper fließt und ihn versorgt – du kannst aber auch die Vorstellung der Nahrung auf den emotionalen Bereich ausdehnen: Erkenne, dass das Herz die Grundlage von allem ist, was sich in deinem Körper und damit in deiner Wahrnehmung und deinem Leben abspielt. Bleibe beim Herzen, so lange du möchtest.

GEHIRN – WAHRNEHMUNG

Die nächste Station ist das Gehirn. Als zentrale Schaltstelle für Bewegungsabläufe, Körperfunktionen und Denkprozesse kommt ihm eine ganz besondere Bedeutung zu. Sage dir beim

Einatmen das Wort »Gehirn«, und gehe mit deiner Aufmerksamkeit in deinen Kopf. Stelle dir vor, dass du dein ganzes Gehirn mit deiner Aufmerksamkeit umhüllst, genauso, wie es die Hirnhaut und die Schädeldecke tun. Sage dir beim Ausatmen das Wort »Wahrnehmung«, und stelle dir vor, wie alle Steuerungs-, Koordinations- und Speicherfunktionen des Gehirns von deiner Aufmerksamkeit freundlich begleitet und unterstützt werden. Wertschätze beim bewussten Ein- und Ausatmen die unglaublichen Fähigkeiten deines Gehirns, und bedanke dich so für seine gewaltige Leistung, die dir tagtäglich zur Verfügung steht.

LUNGE – VERSORGUNG

Als nächstes gehst du mit deiner Aufmerksamkeit zu deiner Lunge. Sie versorgt deinen Organismus mit Sauerstoff und entsorgt das Kohlendioxid. Sage dir beim Einatmen das Wort »Lunge«, und sieh sie in Gedanken vor dir: die beiden Lungenflügel, den größeren rechten und den kleineren linken. Beim Ausatmen sagst du innerlich das Wort »Versorgung« und visualisierst den Gasaustausch des Blutes, der in den Lungenbläschen stattfindet. Du kannst beim weiteren Ein- und Ausatmen mit deiner Aufmerksamkeit auch zum Zwerchfell und den Zwischenrippenmuskeln gehen, die den Atemprozess am Laufen halten. Du spürst, wie dein gesamter Körper dank deiner Atmung beständig mit frischem Sauerstoff versorgt wird, und kannst ein Gefühl der Dankbarkeit dafür wahrnehmen. So, wie dein Körper immer mit genügend Sauerstoff versorgt wird, so hast du auch alles andere, was du zum Leben benötigst. Das sagst du dir beständig mit dem Wort »Versorgung« beim Ausatmen.

MAGEN – VERARBEITUNG

Gehe als nächstes mit deiner Aufmerksamkeit zu deinem Magen. Er ist nicht nur das physiologische Verdauungsorgan, das uns mit den notwendigen Nährstoffen versorgt, sondern erfüllt im übertragenen Sinn auch die Funktion der Verarbeitung dessen, was wir erleben. Dass wir sagen, etwas schlage uns auf den

Magen oder wir hätten ein gutes Bauchgefühl, kommt nicht von ungefähr. Sage dir beim Einatmen das Wort »Magen«, und stelle dir deinen Magen mit den beiden Krümmungen so gut wie möglich vor. Wenn dir das Visualisieren schwerfällt, gehe mit deiner Aufmerksamkeit einfach zu dem Teil deines Körpers, in dem du den Magen verorten kannst. Schenke ihm deine volle Aufmerksamkeit beim Einatmen, und sage dir beim Ausatmen das Wort »Verarbeitung«. Damit erkennst du an, was dein Magen tagtäglich für dich leistet, und unterstützt ihn in seiner körperlichen Funktionsweise, aber auch in übertragener Bedeutung bei der Verarbeitung all der tausend Eindrücke, die täglich auf dich einwirken. Du vertraust ihm die Aufgabe an, all diese Verarbeitungsprozesse auf die für dich beste Art und Weise zu vollziehen. Bleibe bei deinem Magen, so lange du willst.

LEBER – REINIGUNG

Die nächste Station auf deinem Mini-Gesundheits-Urlaub ist die Leber. Was den Stoffwechsel in unserem Körper betrifft, so ist sie das wichtigste Organ. Dabei übernimmt sie verschiedene Funktionen, indem sie giftige Stoffe abbaut und andere Stoffe produziert und speichert. Du sagst dir beim Einatmen das Wort »Leber« und gehst mit der Aufmerksamkeit in den rechten Oberbauch, wo sie sich zum größten Teil befindet. Beim Ausatmen sagst du dir innerlich das Wort »Reinigung« oder

– wenn es besser für dich passt – »Entgiftung« und stellst dir die Funktionen deiner Leber vor: das Verwerten, Speichern, Umwandeln und Abbauen von Stoffen, sowie ihre enorme Fähigkeit zur Selbstheilung. Visualisiere beim weiteren Ein- und Ausatmen, wie das Blut, etwa anderthalb Liter pro Minute, durch die Leber gepumpt und von ihr gereinigt wird. Bleibe einige Zeit mit deiner Aufmerksamkeit bei der Leber, danke ihr für ihre wertvolle Arbeit, und gehe, wenn du spürst, dass du sie genügend gewürdigt hast, weiter.

NIEREN – REGULIERUNG

Die Nieren, zu denen du als nächstes kommst, befinden sich zu beiden Seiten der Wirbelsäule, etwa auf der Höhe der unteren Rippen. Sie sind die am besten durchbluteten Organe und sorgen für einen ausgeglichenen Flüssigkeitshaushalt, regeln den Blutdruck, produzieren Hormone und Enzyme und entgiften und reinigen den Körper, indem sie Schadstoffe herausfiltern und zur Blase weiterleiten. Sage dir beim Einatmen das Wort »Nieren«, und gehe mit deiner Aufmerksamkeit zu den beiden Organen rechts und links der Wirbelsäule. Sage dir beim Ausatmen das Wort »Regulierung«, und unterstütze deine Nieren in Gedanken beim Prozess der Regulierung und Reinigung. Du wirst bemerken, dass du deine Nieren mit jedem Atemzug immer stärker spüren kannst. Du merkst, dass du dich auf sie verlassen kannst, und bist dankbar für den Dienst, den sie dir erweisen. Bleibe mit dem Atem und der Aufmerksamkeit so lange bei deinen Nieren, bis du das Gefühl hast, dass es Zeit ist, weiterzugehen.

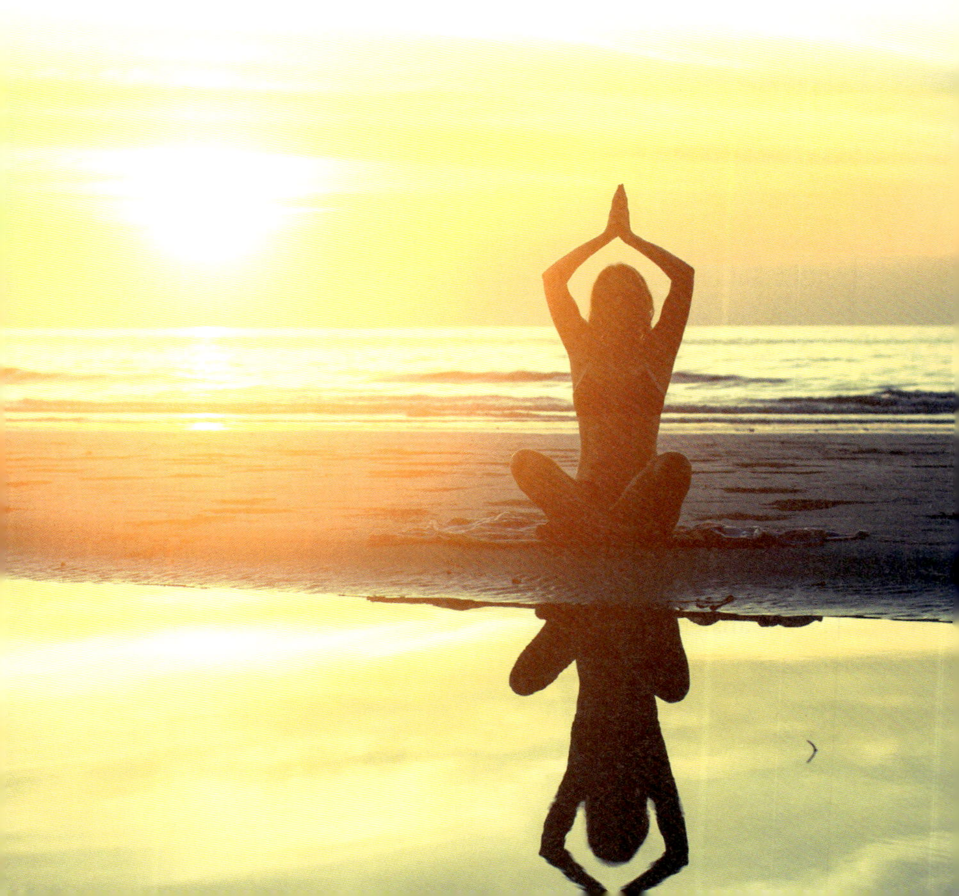

HAUT – ERFAHRUNG

Organe können in einem kleinen Teil des Körpers zu finden sein, wie die, die du bisher besucht hast, oder sich über deinen ganzen Körper erstrecken, wie das Blut, die Muskeln und die Haut. Die Haut ist das größte Sinnesorgan deines Körpers und umschließt alle anderen Organe wie eine Hülle. Sage dir beim Einatmen das Wort »Haut«, und scanne mit deiner Aufmerksamkeit deine gesamte Haut ab, von den Fußsohlen bis zur Kopfhaut. Beim Ausatmen sagst du dir das Wort »Erfahrung« und erkennst damit an, dass du die Erfahrungen des täglichen Lebens mithilfe der Haut machen kannst – auf direktem Weg durch das Fühlen von taktilen Reizen, Wärme- und Kälteempfindungen und auf indirektem Weg durch das Zusammenhalten aller anderen Sinnesorgane. Atme weiter ein und aus, und werde dir bewusst, dass die Aufmerksamkeit, die du deiner Haut schenkst, gewissermaßen auch noch einmal all die anderen Organe umschließt, genauso, wie es die Haut tut.

Wenn du abschließend noch einem anderen Organ deine Aufmerksamkeit schenken willst, sage seinen Namen beim Einatmen und das Wort »Heilung« beim Ausatmen. Stelle dir beim Atmen das Organ vor, oder richte deine Aufmerksamkeit auf den Bereich deines Körpers, in dem es sich befindet, wenn dir das Visualisieren schwerfällt. Beende den Gesundheits-Urlaub in deinem eigenen Tempo, und komme zurück in deine Außenwelt.

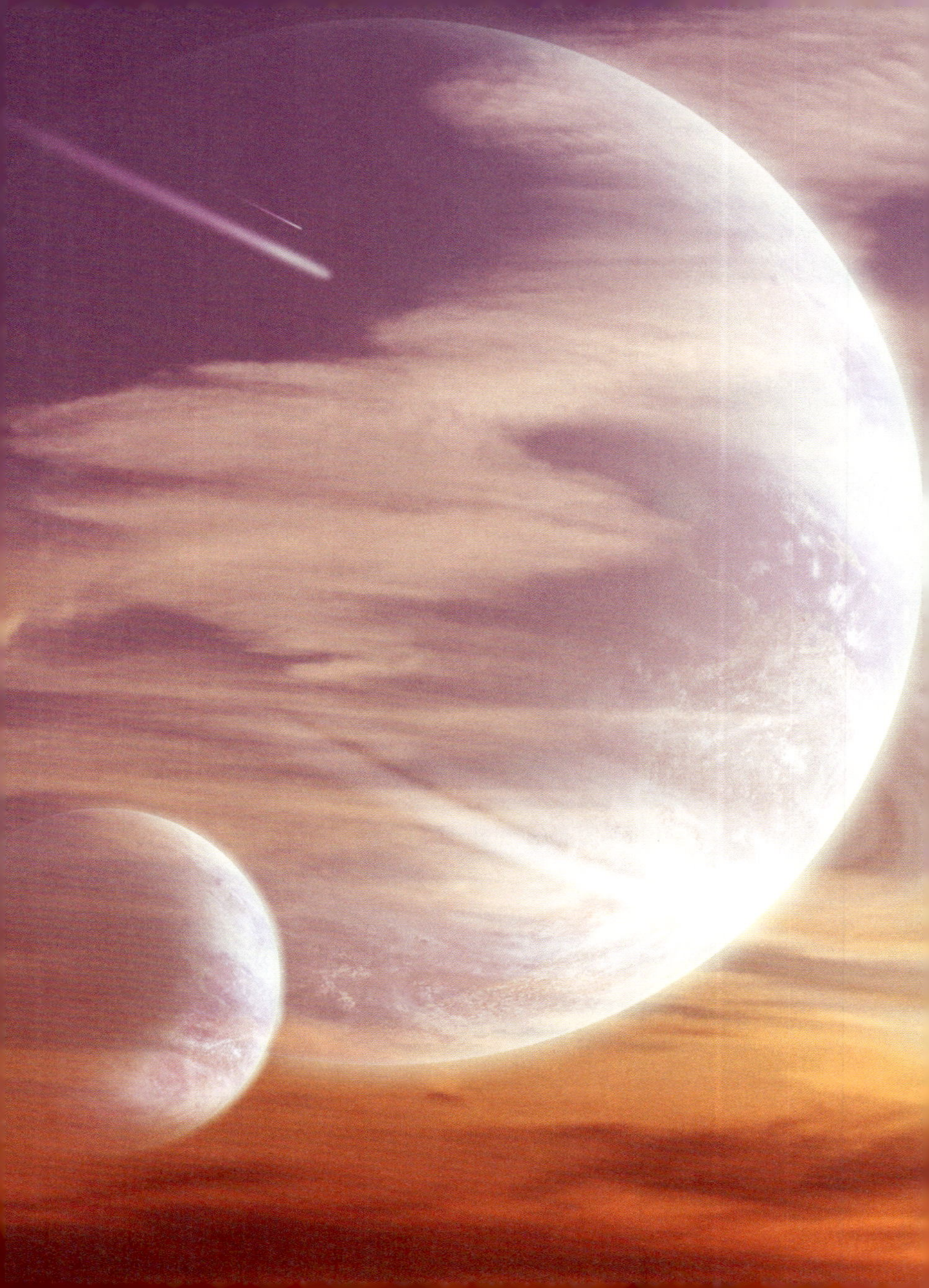

PLANETEN-URLAUB

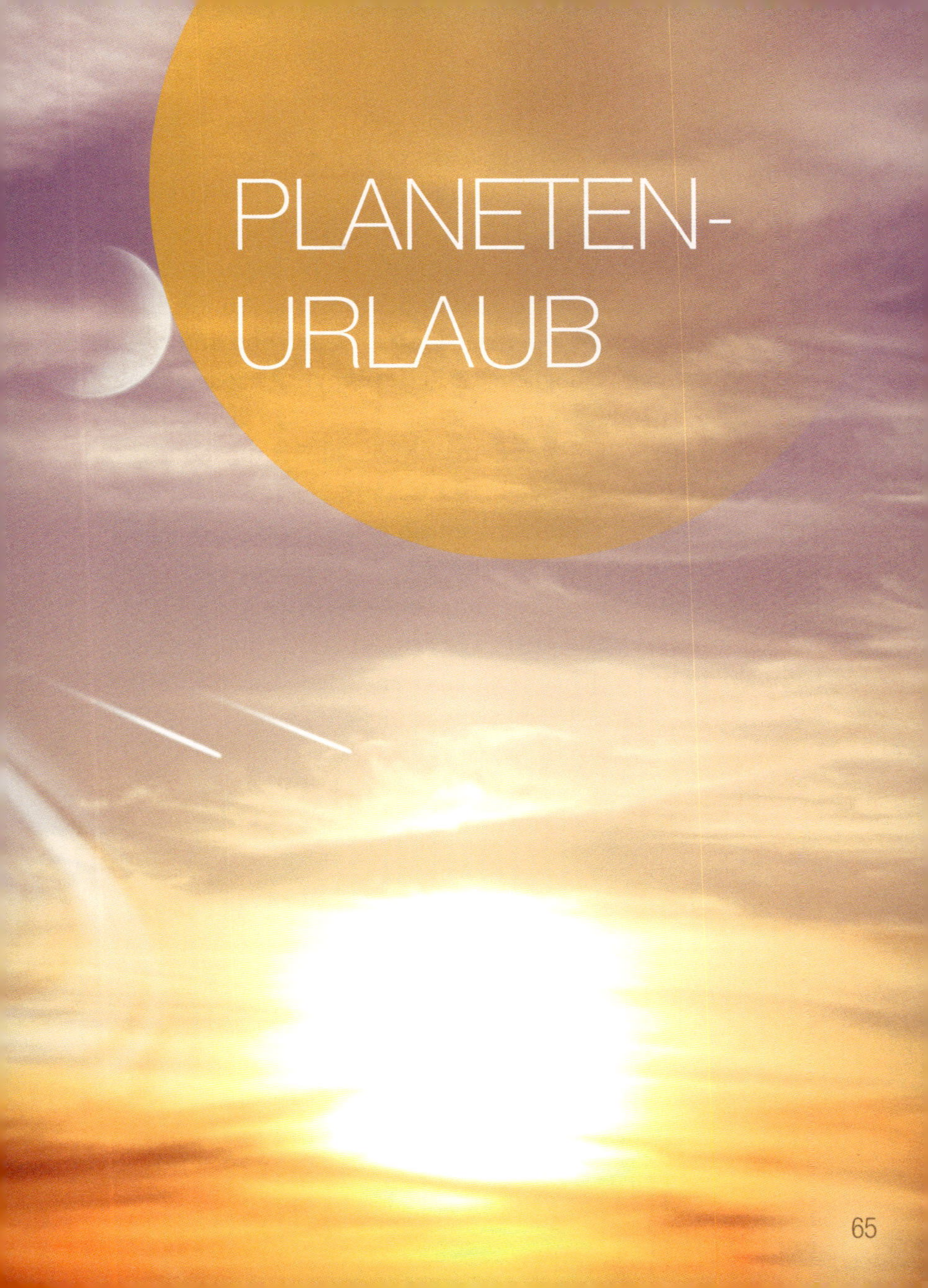

Auf diesem Mini-Urlaub erwartet dich eine planetare Reise von der Sonne, der Grundlage unseres Lebens, bis zu unserem Planeten, der Erde, und seinem Trabanten, dem Mond. Dabei nimmst du die Energien, die der Sonne und den sie umkreisenden Planeten zugesprochen werden, in dich auf und lässt dich von der jeweiligen Qualität leiten und unterstützen. Natürlich ist es möglich, die Reise nach dem Erreichen der Erde und des Mondes noch weiterzuführen bis zu den anderen Planeten unseres Sonnensystems – Mars, Jupiter und Saturn – oder noch darüber hinaus bis zu Uranus, Neptun und Pluto. Bei diesem Mini-Urlaub wird jedoch ganz bewusst der Fokus auf die Strecke zwischen Sonne und Erde gelegt, da unsere Erde und ihr Mond auf die Sonne bezogen sind und die Planeten Merkur und Venus sich zwischen der Sonne und der Erde befinden. Es bietet sich an, den Sphären-Urlaub (siehe S. 73) direkt an den Planeten-Urlaub anzuschließen.

SONNE – URSPRUNG

Der Fixstern Sonne steht im Zentrum unseres Sonnensystems. Atme ein, und sage das Wort »Sonne«. Dabei stellst du dir vor, dass du ihr ganz nahe kommen könntest, trotz der 6 000 Grad Oberflächenhitze, und sie aus nächster Nähe siehst, das Symbol des Leben spendenden Herzens unserer Existenz. Sie gilt als die Quelle, der Ursprung des Lichts, des Lebens und der Liebe. Sage dir beim Ausatmen das Wort »Ursprung«. Atme weiter ein und aus, und betrachte die Sonne sehr genau, besieh dir ihre Oberfläche, nimm aber vor allem ihre Energie in dich auf. Du bist dir bewusst, dass von ihr alles Leben auf der Erde abhängt, auch dein eigenes, und du befindest dich nun in ganz unmittelbarer Nähe dieses Zentrums. Die Sonne symbolisiert den Geist und den Körper, und ihr ist die willensmäßige Energiesteuerung zugeordnet. Du atmest diese Kraft in dich ein und bleibst bei ihr, so lange du möchtest. Danach wechselst du zum Planeten Merkur.

MERKUR – GEIST

Der nächste Planet auf der Reise durch das Universum ist der Merkur. Er ist der kleinste Planet unseres Sonnensystems und steht für Geist, Logik, Sprache, Intellekt und Orientierung. Seinen Namen hat er von »Mercurius«, dem Boten der Götter, der in der römischen Mythologie Nachrichten von diesen zu den Menschen bringt. Du atmest tief ein und sagst dir innerlich »Merkur«. Stelle ihn dir vor deinem inneren Auge vor, den ständigen Begleiter der Sonne, einen grauen Planeten mit vielen Kratern, der in seiner Größe und Beschaffenheit der Erde ähnelt. Beim Ausatmen sagst du dir das Wort »Geist« oder – wenn es besser für dich passt – »Logik« oder »Kommunikation« und nimmst die Energie des Planeten in dich auf: Als Mittler zwischen dem Bewussten und dem Unbewussten hilft er dir bei der Orientierung in deinem Leben und der Kommunikation nach innen und außen. Er kann dir helfen, deine Träume zu verstehen, genauso dient er aber auch dem rationalen Verstand, der in der Außenwelt wirkt. Atme weiter ein und aus, und bleibe bei Merkur, bis der Zeitpunkt für dich gekommen ist, weiterzuwandern.

VENUS – LIEBE

Der Planet, der nach dem Merkur der Sonne am nächsten ist, ist die Venus. Sie ist ebenfalls ähnlich groß wie die Erde, hat allerdings eine rötliche Farbe und ist nach dem Mond der hellste Stern am Abendhimmel. Sage dir beim Einatmen »Venus«, und stelle sie dir so gut wie möglich vor deinem inneren Auge vor. Wichtiger aber noch als das, was du sehend wahrnimmst, ist das, was du von ihrer Energie aufnehmen kannst: Benannt nach der römischen Liebesgöttin, symbolisiert sie die menschliche Liebe und Bindungsfähigkeit. Darüber hinaus steht sie auch für die Erotik und das künstlerisch-kreative Schaffen. Beim Ausatmen sagst du dir also »Liebe« oder – in Abgrenzung zum »Geist« des Merkurs – »Körper«. Der Venus werden ganz allgemein die liebende Frau, die Muse und die Weiblichkeit zugeordnet. Mit diesen Qualitäten kannst du dich aufladen, während du mit jedem weiteren Einatmen ihren Namen nennst und beim Ausatmen »Liebe« als Sammelbegriff für all die genannten Eigenschaften verwendest. Wenn du genug von dieser Energie in dich aufgenommen hast, reise weiter.

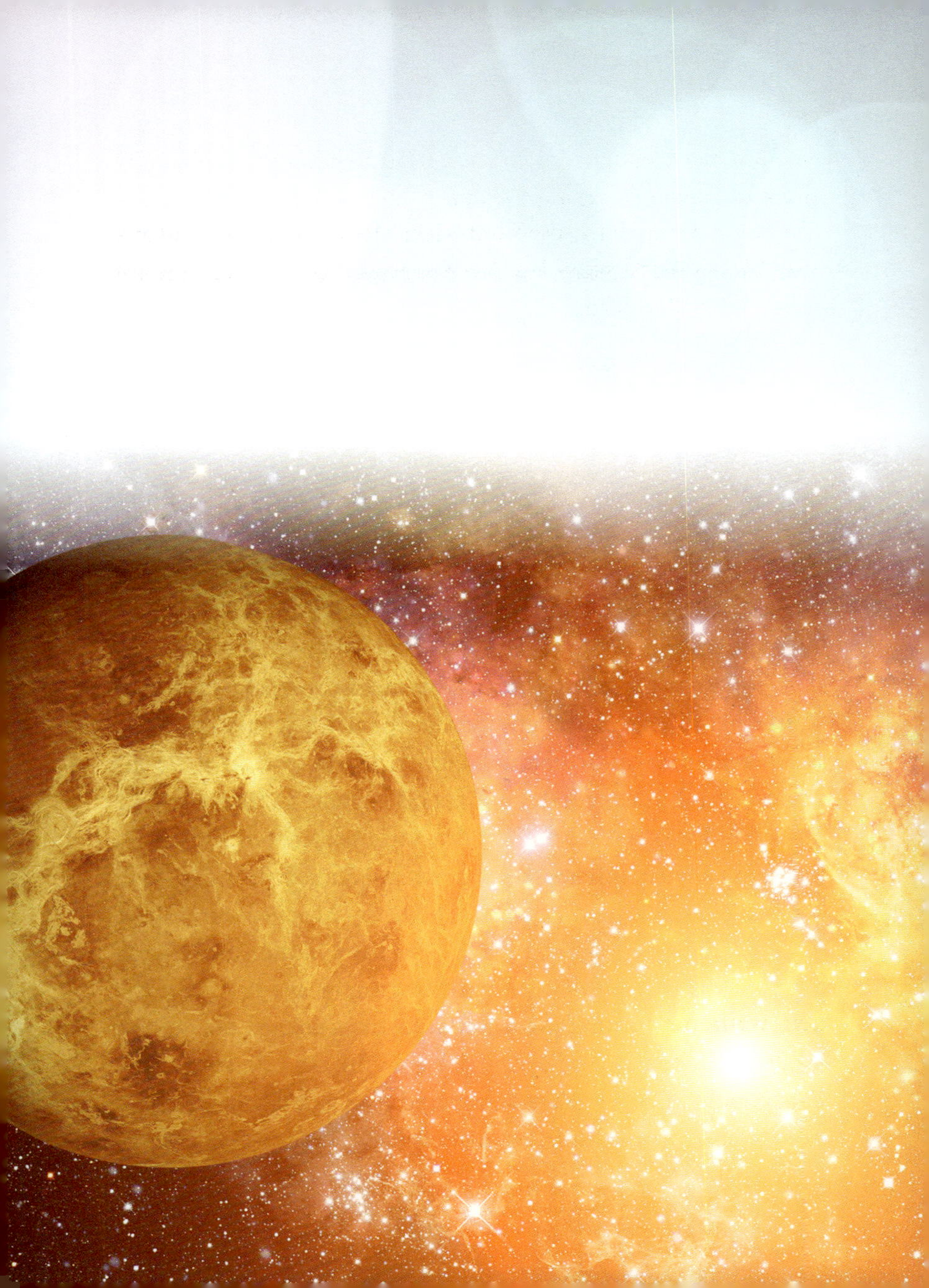

MOND – GEHEIMNIS

Den Mond, der Trabant der Erde, besuchst du als nächstes. Aufgrund seiner räumlichen Nähe zur Erde und der Tatsache, dass er der am besten erforschte Himmelskörper ist, wird es dir wahrscheinlich leicht fallen, ihn dir vor deinem inneren Auge vorzustellen. Sage dir beim Einatmen »Mond«, und stelle dir vor, wie du ihm ganz nah kommst oder sogar auf ihm landest. Der Mond wird oft als Spiegel der Seele bezeichnet, deswegen bist du in seiner Nähe auch ganz nah bei dir selbst. Spüre diese Nähe. Die dunkle, nicht sichtbare Seite des Mondes war und ist für uns Menschen geheimnisvoll, ebenso wie die Auswirkungen des Mondes auf die Lebensbedingungen auf der Erde, die uns seit jeher beschäftigten. Beim Ausatmen sagst du dir das Wort »Geheimnis« und erkennst damit an, dass du in deinem Leben nicht alles verstehen musst und dass gerade die Geheimnisse zur Schönheit des Lebens beitragen. Da mit dem Mond auch emotionale Muster wie Wut oder Angst assoziiert werden, kann es dir in manchen Zeiten helfen, das Wort »Geheimnis« durch »Annahme« zu ersetzen. Bleibe so lange beim Mond, bis du spürst, dass es Zeit ist, heimzukehren.

ERDE – HEIMAT

Die letzte Station in dem Mini-Urlaub durch das Universum ist die Erde, auf der du gleich landest. Dem Planeten näherkommend, sagst du dir beim Einatmen das Wort »Erde« und stellst dir vor, wie der blaue Planet, dessen Oberfläche zu zwei Dritteln aus Wasser besteht, vor dir auftaucht und immer größer wird – gerade so, als kämst du von einer Weltraumexpedition nach Hause. Beim Ausatmen sagst du dir das Wort »Heimat« und dankst dem Planeten dafür, dass es ihn seit etwa viereinhalb Milliarden Jahren gibt und er die Heimat so vieler Lebewesen ist. Stelle dir vor, wie du der Erde mit jedem Atemzug näherkommst. Möglicherweise siehst du auch die Zerstörungen, die der Mensch ihr zugefügt hat, und erkennst, wie fragil und schützenswert unsere Heimat ist. Nimm beim Atmen zum einen die Energie der Heimat in dich auf, lasse zum anderen aber auch heilende Energie der Erde zukommen. Am Ende deiner Reise durch das Universum kannst du dir vorstellen, dass du wieder an dem Ort ankommst, an dem du dich gerade tatsächlich befindest.

SPHÄREN-URLAUB

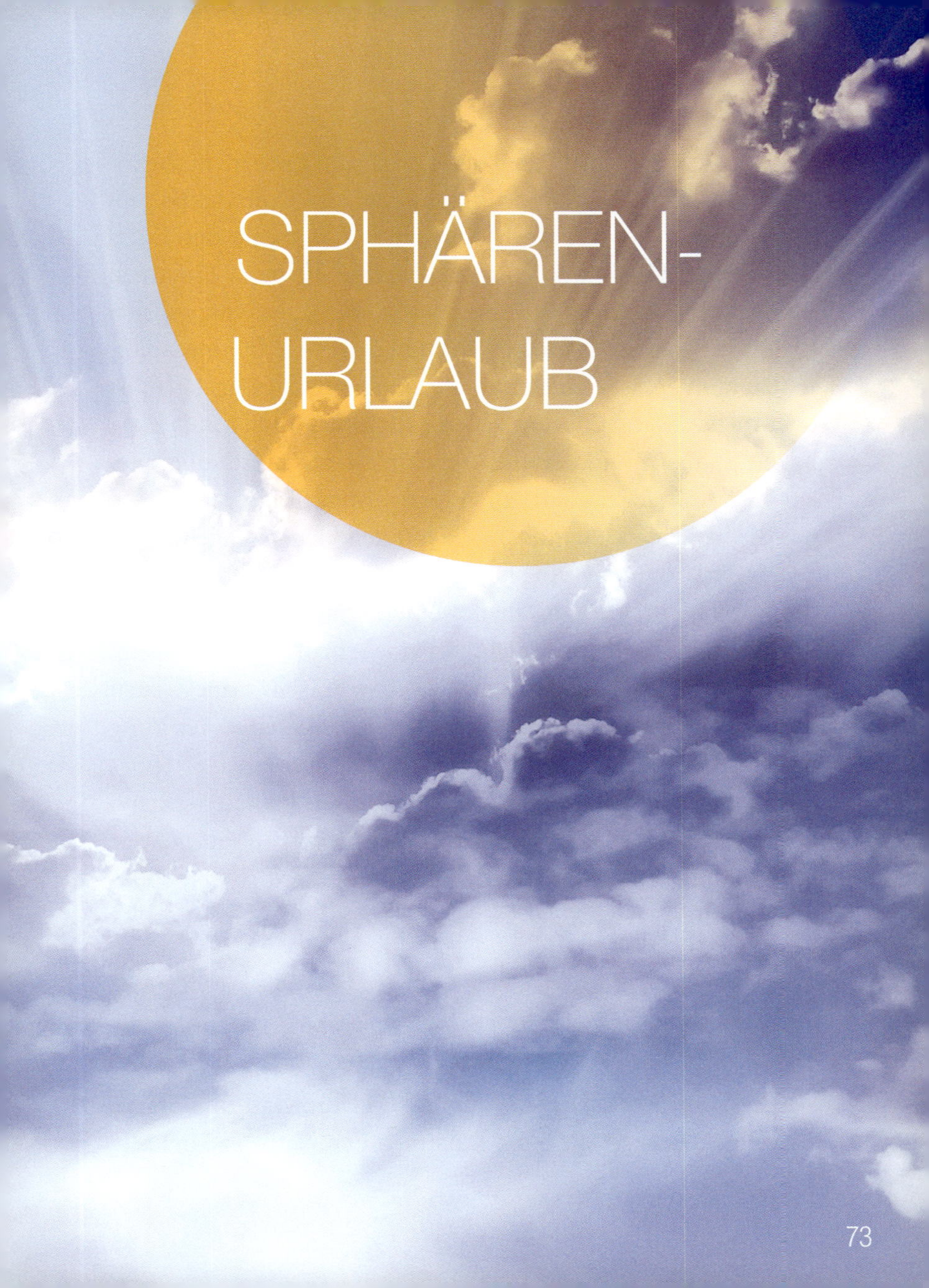

Bei diesem Mini-Urlaub verlässt du die Erde nicht, befindest dich aber dennoch in einer anderen Sphäre. Es geht um die vier Erzengel, die in der Hierarchie der Engel eine besondere Stellung einnehmen. Sage dir beim Einatmen ihre Namen, und werde dir beim Ausatmen ihrer vorrangigen Qualitäten bewusst. Um die Wirkung dieser Meditation erfahren zu können, ist es nicht von Belang, ob du an Engel glaubst oder nicht. Da die Engel in vielen Religionen ihren festen Platz haben und auch in Literatur und Kunst eine große Rolle spielen, bist du in jedem Fall mit einem geistigen Feld verbunden, das die heilenden Qualitäten, die mit den vier Erzengeln assoziiert werden, zur Geltung bringt. Du brauchst dir auch keinen der Engel bildlich vorzustellen, wenngleich das natürlich möglich ist, und es geht auch nicht um eine Anrufung von Engeln. Es genügt, wenn du dich für eine gewisse Präsenz öffnest, auch wenn die Präsenz selbst im Verborgenen bleibt – ihre Wirkung wird sich dir zeigen und ist spür- und erfahrbar. Der Sphären-Urlaub lässt sich sehr gut direkt an den Planeten-Urlaub (siehe S. 65) anschließen, da dieser dich bereits in die richtige Schwingung bringt und es dir so leichter fällt, dich den Sphären zu öffnen.

MICHAEL – STÄRKE

Der Erzengel Michael wird mit Feuer, Licht, Kraft und Stärke assoziiert. Du sagst dir beim Einatmen den Namen »Michael«

und beim Ausatmen das Wort »Stärke«. Dabei stellst du dir eine strahlend helle Präsenz vor, die dich mit ihrem rötlichen Licht begleitet und dir den Weg zeigt, dir Kraft gibt und Stärke verleiht. Es ist gewissermaßen, als würdest du in diesem Licht baden, zur Ruhe kommen und dein Kraftreservoir damit auffüllen. Du wirst von Angst befreit und stärkst deine Verbindung zu deiner eigenen Energie und Stärke. Wenn du magst, kannst du die Präsenz des Engels beim weiteren Einatmen immer konkreter werden lassen und mehr Details wahrnehmen. Wichtig ist aber nur, dass du das Licht stark spüren kannst, das rot leuchtet und die Qualität von Kraft, Mut, Entschlossenheit, Vitalität und Stärke besitzt. Wahrscheinlich wirst du merken, dass du all diese Eigenschaften im Lauf des Atemprozesses immer deutlicher wahrnehmen kannst, während sie von der engelhaften Präsenz auf dich übergehen.

GABRIEL – WEISHEIT

Gehe noch tiefer in die Entspannung, und sage dir beim Einatmen den Namen »Gabriel« und beim Ausatmen das Wort »Weisheit«. Die blaue Präsenz des Erzengels Gabriel ist verbunden mit dem Wissen um das, was war und ist, mit Ruhe und Frieden. In seiner Gegenwart sind alle Fragen nach dem Woher und Wohin aufgehoben – seine Weisheit leuchtet in einem blau schimmernden Licht und spiegelt eine tiefe Fraglosigkeit inmitten aller Fragen. Seine Präsenz ist diejenige eines Begleiters und Ratgebers. Du kannst die Gegenwart des Erzengels mit jedem Ein- und Ausatmen immer stärker spüren und erkennst das große Wohlwollen, das er dir entgegenbringt. Er befreit dich von allen falschen Überzeugungen und Glaubenssätzen, die du gegen dich selbst verwendest und die dir das Leben erschweren. Die Weisheit, eingehüllt in dieses blau schimmernde Licht, leuchtet über dir, und du kannst dich ihr vollständig anvertrauen.

RAPHAEL – SCHWINGUNG

Der Erzengel Raphael erstrahlt in goldenem Licht und erschafft eine Schwingung, in der Heilung und Vitalität zu Hause sind. Du sagst dir beim Einatmen seinen Namen, »Raphael«, und beim Ausatmen das Wort »Schwingung«, wodurch du dich derjenigen Intelligenz in dir öffnest, die für Gesundheit und Wohlergehen zuständig ist. Du kannst dir beim Einatmen die Gegenwart des Erzengels vorstellen, wobei es hier wiederum nicht um eine detaillierte Vorstellung und genaue Visualisierung seiner Erscheinung geht, sondern um die Wahrnehmung eines strahlenden Lichts, das auf deine eigene individuelle Weise bei dir ist und in Beziehung zu dir tritt. Die Schwingung, die diese Präsenz ausmacht, geht beim Ausatmen auf dich über, und damit verinnerlichst du auch in steigendem Maße das strahlende, goldene Licht, das die Gegenwart des Engels umgibt. Bleibe so lange mit deiner Aufmerksamkeit bei ihm, wie du seine Energie in dich aufnehmen möchtest.

URIEL – RAUM

Du begegnest nun dem letzten der vier Engel. Es ist Erzengel Uriel, dessen Namen du dir beim Einatmen sagst. Er ist der Engel der Einfachheit, der Klarheit und des Raumes. Er schimmert grün und hilft dir, den Überblick über alles zu bewahren, die Weite in dir und um dich herum wahrzunehmen, und stellt die Harmonie und Balance in deinem inneren Raum her. Das alles bringst du zum Ausdruck, wenn du beim Ausatmen das Wort »Raum« sagst. Alle inneren Nebelschleier werden beiseite geschoben, innerer und äußerer Raum liegen in vollständiger Klarheit vor dir. Möglicherweise kannst du Uriel im weiteren Verlauf des Ein- und Ausatmens immer klarer wahrnehmen, was aber nicht sein muss. Du fühlst dich von ihm beschützt, genauso wie du spürst, dass die Erde von ihm beschützt wird. Du nimmst wahr, wie er jeden Raum mit seiner klaren und weitsichtigen Präsenz erfüllt. Bleibe mit deinem Atem so lange bei ihm, wie es sich richtig für dich anfühlt, und beende dann in deinem eigenen Tempo den Sphären-Urlaub. Wenn du magst, kannst du dich abschließend auf deine Weise bei der Präsenz aller vier Engel bedanken.

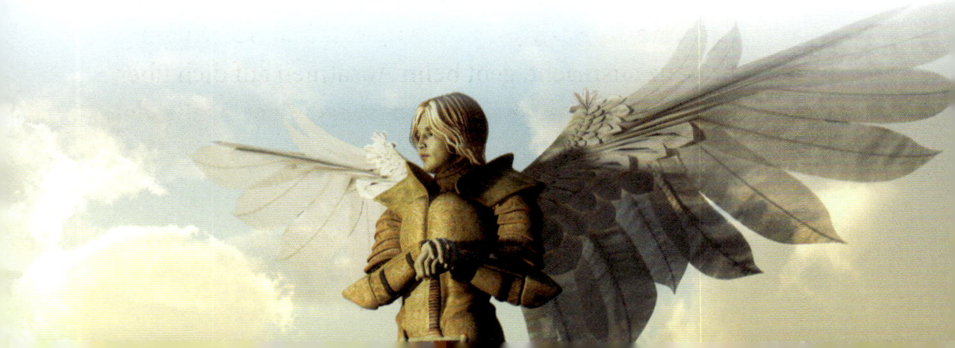

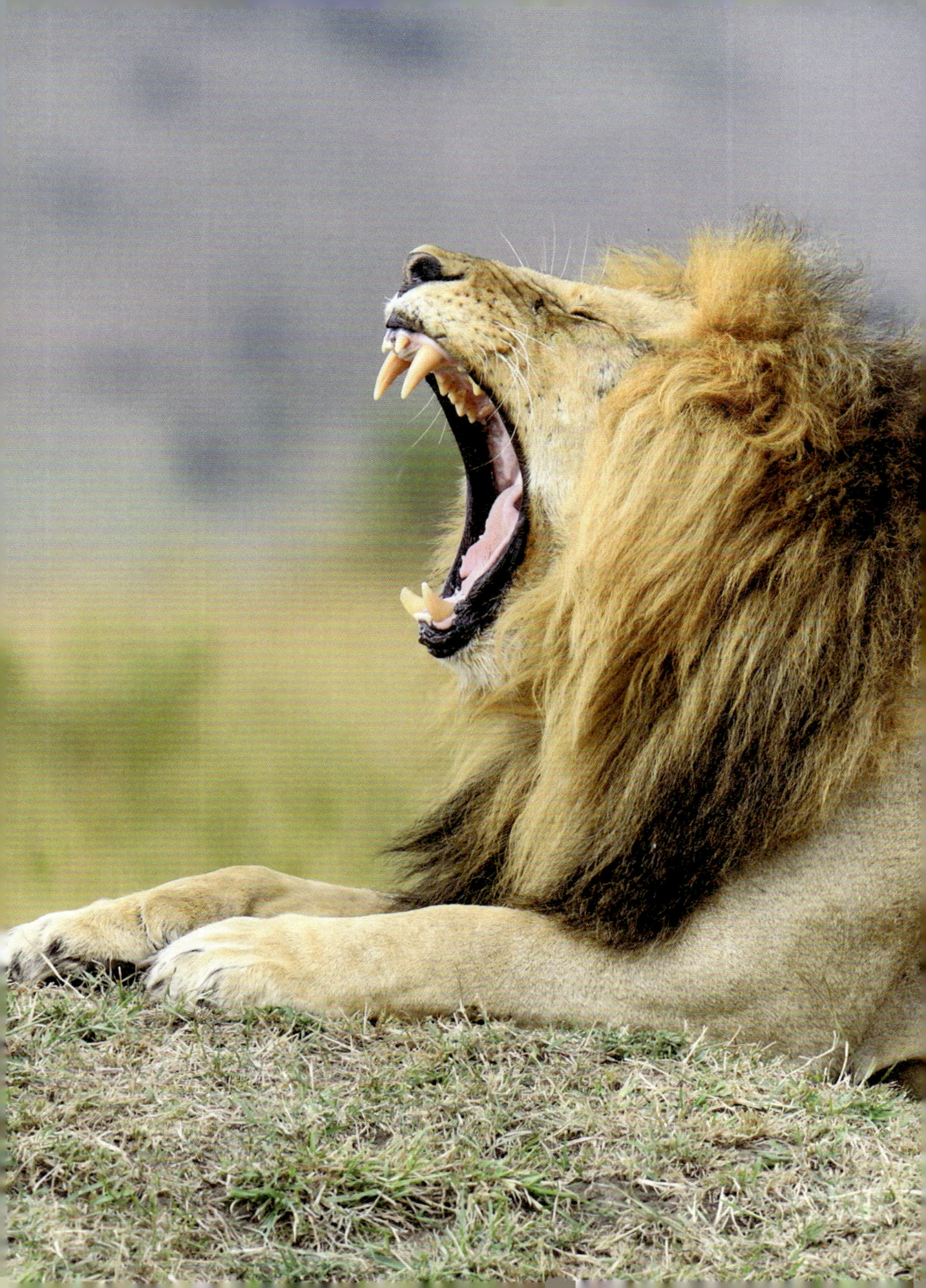

KRAFTTIER-URLAUB

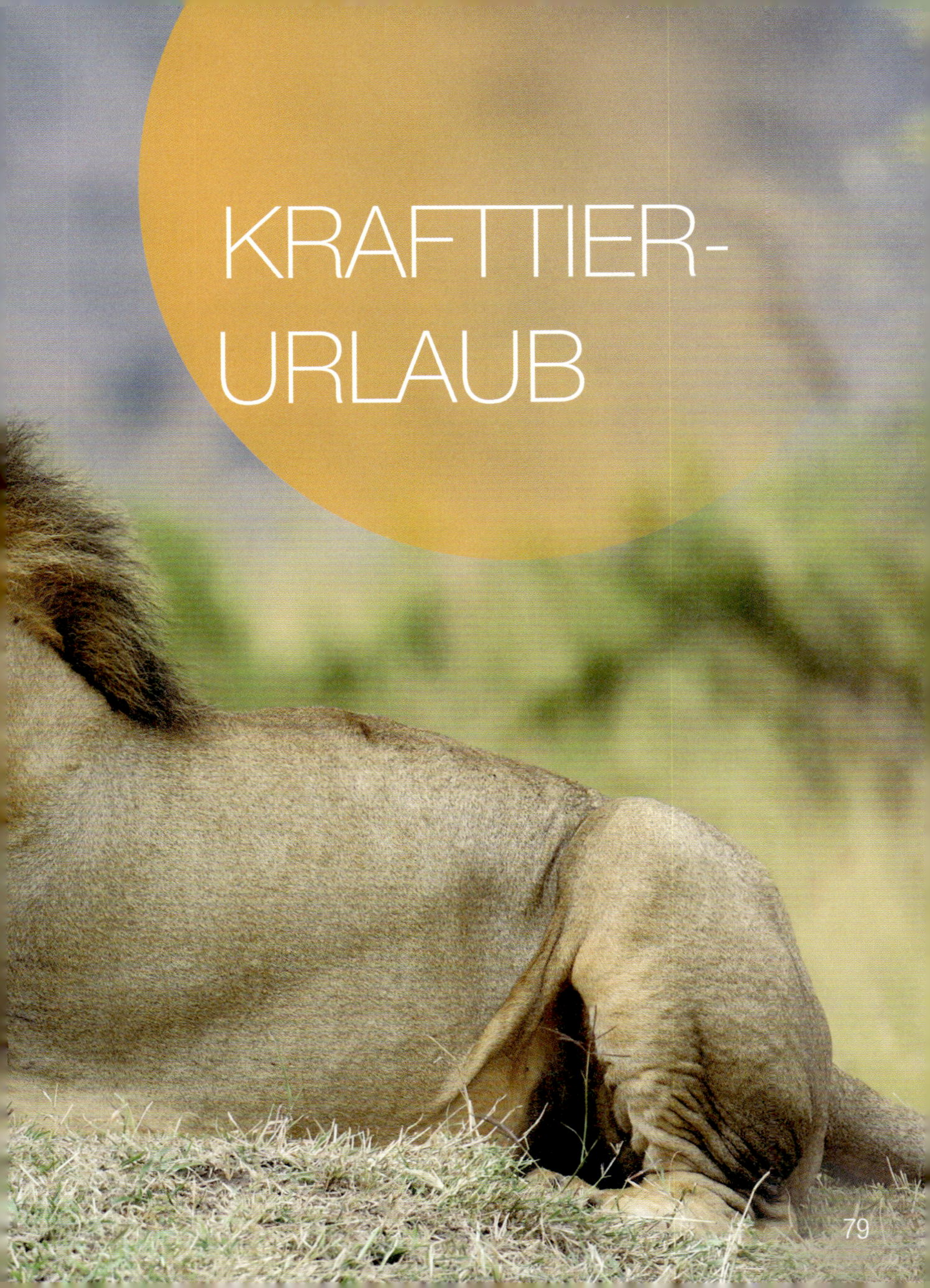

Ähnlich wie der Sphären-Urlaub, der auf der Kraft und Unterstützung der Engel beruht, dient auch der Krafttier-Urlaub dazu, die eigenen Energiespeicher aufzufüllen und sich mit einer Kraft zu verbinden, die über die eigene hinausreicht. In dem folgenden Mini-Urlaub werden Krafttiere, nach schamanischer Vorstellung sind das Schutzwesen in Tiergestalt, auf die gewohnte Weise mit dem Atem und inneren Bildern verknüpft. Es geht, wie beim Sphären-Urlaub, um die hilfreiche Vorstellung von Wesen, die uns begleiten und beschützen. Die folgenden Tiere wurden bewusst in dieser Reihenfolge ausgewählt, weil sie so deine Gedankenreise zu einem inneren Platz des Rückzugs und der Kraft begleiten. Es gibt jedoch zahllose weitere Krafttiere, mit denen du arbeiten kannst. Fühle dich frei, einzelne Tiere auszutauschen – oder sogar deinen ganz eigenen Krafttier-Urlaub zu entwerfen. Entscheidend ist allein die Wirksamkeit der Verbindung von bewusstem Atmen und der Vorstellung von ausgewählten Krafttieren, deren Ziel die körperliche und geistige Gesundheit ist.

TIGER – WÄCHTER

Stelle dir vor, dass du dich am Eingang deines inneren Gartens befindest, in dessen Zentrum ein Platz der Kraft, Ruhe und Harmonie liegt. Wenn du magst und es dir hilft, schließe dazu die Augen – du kannst die Meditation aber wie jede andere auch mit offenen Augen durchführen. Die Krafttiere begleiten dich auf dem Weg zu diesem zentralen Platz in deinem Garten und stehen dir dort mit Rat und Tat zur Seite. Sage dir beim Einatmen das Wort »Tiger«, und sieh, wie ein solcher zu dir kommt, um dir Schutz zu gewähren und dich zu führen. Er kennt sich im Dschungel des Lebens aus und bewacht zudem deinen inneren Garten. Gleichzeitig hilft er dir dabei, deine Emotionen zu kontrollieren und dich fokussiert ans Ziel zu bringen. Sage dir beim Ausatmen das Wort »Wächter«, und stelle dir vor, wie dich der Tiger auf dem Weg zu deinem inneren Platz in der Mitte des Gartens begleitet. Dabei wacht er über dich und hilft dir, deine Gefühle klar und kontrolliert auszudrücken. Beim weiteren Ein- und Ausatmen spürst du seine Kraft, Unabhängigkeit und Freiheit, die im Lauf des Atemprozesses auf dich übergehen. Du erkennst, wie er an deinem inneren Platz für Sicherheit sorgt. Er ist auch bereit, für dich und deine Bedürfnisse zu kämpfen, aber oftmals reicht schon das Wissen um seine machtvolle Gegenwart aus, um beruhigt zu sein. Bleibe bei ihm, so lange es dir gefällt.

MAULWURF – WEGWEISER

Das nächste Krafttier auf deiner inneren Reise ist der Maulwurf, der dich auf einen Streckenabschnitt unter der Erde mitnimmt. Es mag dich zunächst erstaunen, ihn als Krafttier anzutreffen, aber du wirst sehr schnell seine Qualitäten erkennen: Er kann zwar nicht gut sehen, doch sein Geruchssinn ist dafür umso ausgeprägter. Mit seiner Hilfe findet er zielsicher den Weg in der Dunkelheit. Du sagst dir beim Einatmen das Wort »Maulwurf« und siehst ihn vor dir, wie er dich einlädt, ihm zu folgen. Er ist sich seines Weges absolut sicher, und seine Sicherheit strahlt auf dich ab. Beim Ausatmen sagst du dir das Wort »Wegweiser« und vertraust dich seiner Führung an. Verbunden mit seiner Fähigkeit, dir den Weg durch die tiefen Schichten zu weisen, ist seine Fähigkeit, die Erde umzugraben und das tief Liegende ans Licht zu bringen. So kann er dir auch helfen, deine tiefer liegenden Schichten anzuschauen und das zum Ausdruck zu bringen, was schon lang verborgen war und ans Licht will. Er eröffnet dir eine neue Welt und bringt dich in dein inneres Zentrum in der Mitte des Gartens, wo du wieder hinauf ans Licht kommst. Wenn du dort angekommen bist, kannst du dich vom Maulwurf verabschieden und zum nächsten Krafttier wechseln.

LÖWE – KÖNIG

Du bist nun im Zentrum deines inneren Gartens und siehst einen Löwen vor dir, der dich aufmerksam betrachtet. Du schaust ihm ebenfalls in die Augen, und seine ganze Kraft fließt auf dich über. Du atmest ein und sagst »Löwe«, während deine Aufmerksamkeit vollständig bei dem Kraftaustausch ist, der sich zwischen euch vollzieht. Während du ausatmest, sagst du innerlich das Wort »König« und fühlst dich verbunden mit deiner eigenen Herrscherenergie. Der Löwe als Machtsymbol spiegelt dir wider, wie mächtig du in Wirklichkeit bist und wie du im Zentrum deines eigenen Lebens stehst. Im Prozess des weiteren Ein- und Ausatmens nimmst du wahr, wie der Löwe immer mehr zu leuchten beginnt und sein Strahlen sich der Kraft des Sonnenlichts annähert. Gleichzeitig geht sein strahlendes Licht und seine königliche Präsenz und Energie auch auf dich über, die energetischen Grenzen zwischen euch verschwinden immer mehr. Der Löwe sieht dich freundlich an und gibt dir nicht nur von seiner Macht und Stärke, sondern auch von dem Willen, diese zum Wohle aller einzusetzen. Du fühlst dich wohl im Zentrum deines Gartens und im Zentrum deiner Macht und dankst dem Löwen für sein Dasein und dafür, dass du immer zu ihm zurückkommen kannst.

SCHLANGE – SCHÖPFERIN

Als nächstem Krafttier in deinem Garten begegnest du der Schlange, der du – da es sich um deine eigene Schlange handelt – ohne Argwohn, Abscheu und Ablehnung entgegentrittst. Vielmehr betrachtest du sie ruhig, und die Schlange selbst ist ebenfalls friedlich, während du beim Einatmen »Schlange« sagst. Du erkennst ihre Dualität an, da sie sowohl zerstörerische als auch kreative, schöpferische Kraft hat. In vielen Kulturen wird ihr ein göttliches Potenzial zugesprochen, und sie wird als Fruchtbarkeitssymbol verehrt. Das bringst du zum Ausdruck, wenn du beim Ausatmen das Wort »Schöpferin« sprichst. Durch ihre Fähigkeit, sich zu häuten, gilt sie auch von jeher als Symbol der Wiedergeburt und des Neuanfangs. Wenn du weiter ein- und ausatmest und die Schlange vor deinem inneren Auge betrachtest, wird dir ihre Kraft und ihr schöpferisches Potenzial immer mehr bewusst. Als Symboltier für die Schöpfung und Sexualität kann sie dir diese Kraft zur Verfügung stellen und dich mit deiner eigenen Lebendigkeit und Kreativität in Verbindung bringen. Das in langer Tradition stehende Bild der Schlange, die sich selbst in den Schwanz beißt, ist ein Sinnbild für den Kreislauf des Lebens und die Unendlichkeit. Bleibe bei der Schlange, bis es Zeit für dich ist, zum letzten Krafttier zu wechseln.

BÄR – HEILER

Das letzte Tier bei deinem Krafttier-Urlaub ist der Bär. Er gilt seit jeher als Krieger und Heiler. Atme tief ein, und sage das Wort »Bär«, während du deinen Bären vor dir siehst: Imposant, mächtig und doch weise und von großer Intelligenz. Beim Ausatmen sagst du das Wort »Heiler« und bist dir bewusst, dass dem Bären in vielen Kulturen Weisheit in Sachen Medizin und Kräuterkunde zugesprochen wird. Während du weiteratmest, merkst du, wie sehr du dich auf deinen Bären verlassen und dich seinem Wissen und Rat anvertrauen kannst. Bei den Indianern gilt der Bär auch als Beschützer, und wenn du magst, kannst du dir vorstellen, wie du dich an sein weiches Fell anschmiegst und seine Weisheit und seinen Rat aufnimmst. Der Bär kann dir das Gefühl für den richtigen Zeitpunkt vermitteln und dich mit deiner eigenen Weisheit in Verbindung bringen. Im atmenden Zusammensein mit dem Bären erkennst du die vielfältigen Möglichkeiten, die du in deinem Leben hast, sowie deine Fähigkeit, deinen eigenen Weg unter vielen verschiedenen möglichen auszuwählen. Stelle dir vor, wie der Bär dich zu diesem Weg geleitet, während du dich auf deine Weise bei den Krafttieren für die Zeit im Zentrum deines Gartens bedankst und in deinem Tempo wieder ins Hier und Jetzt zurückkehrst.

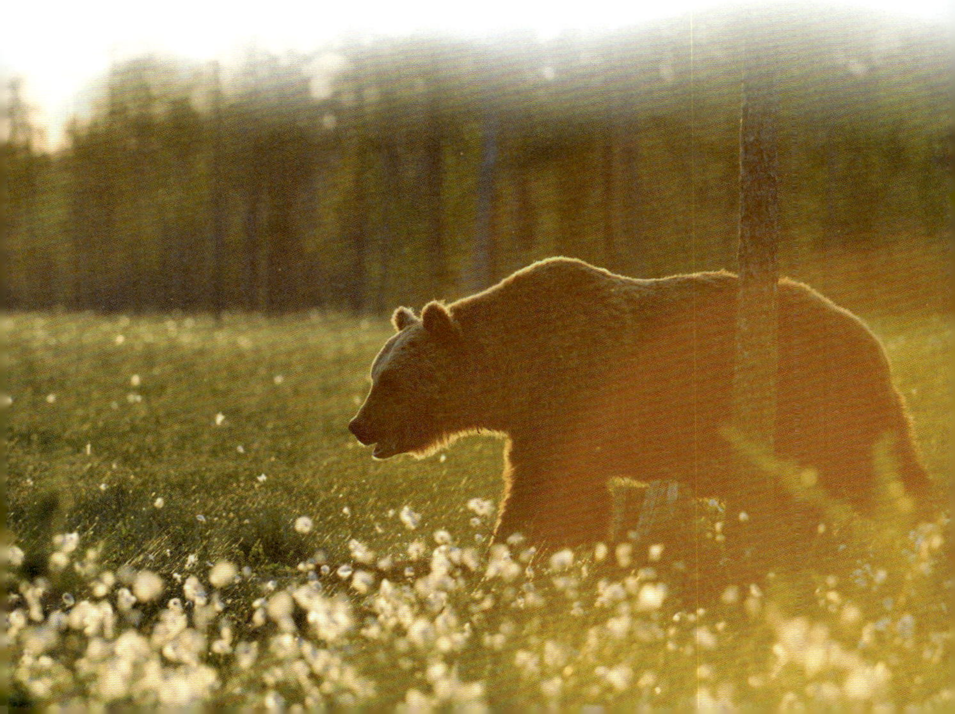

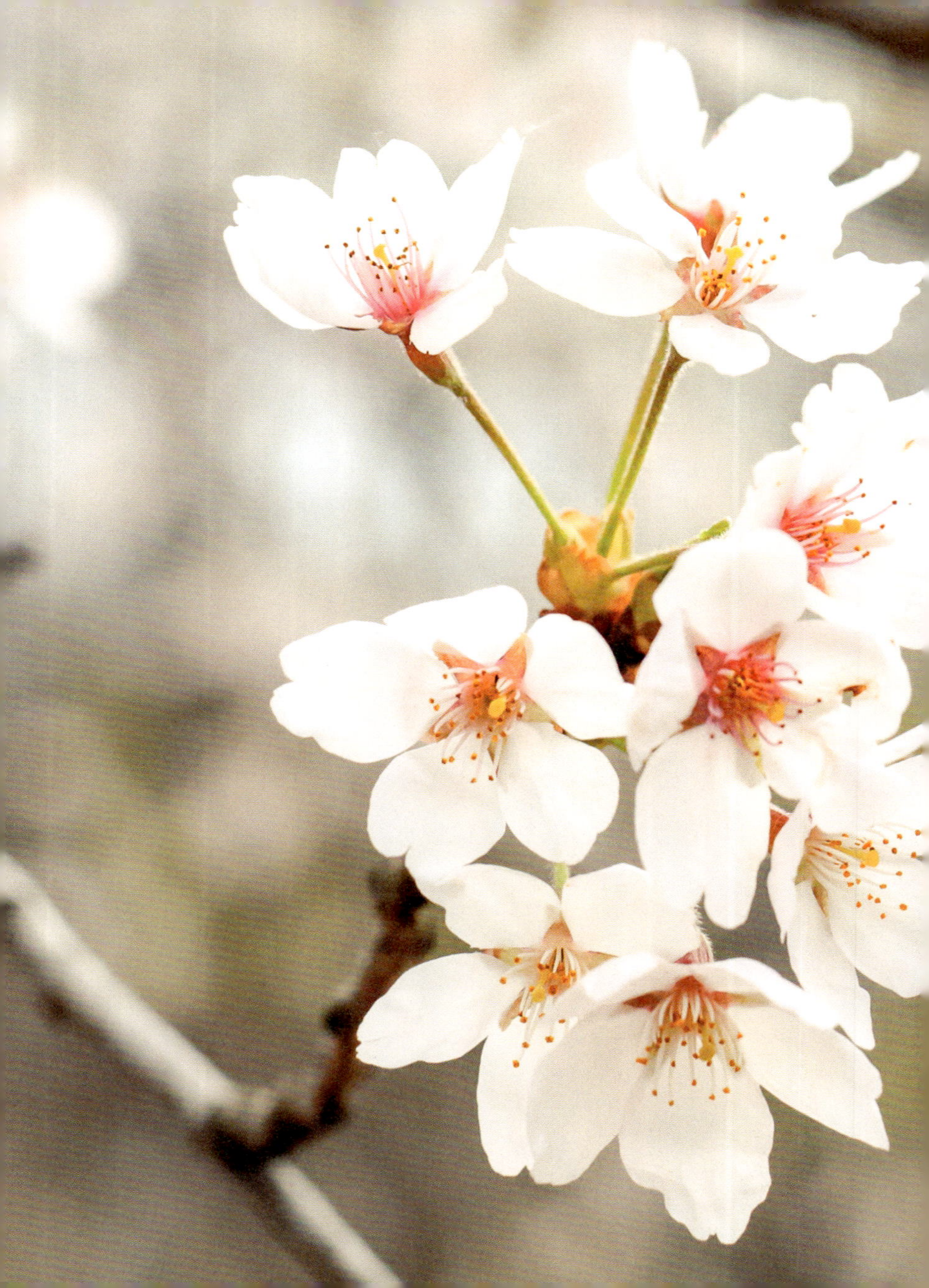

JAHRESZEITEN-URLAUB

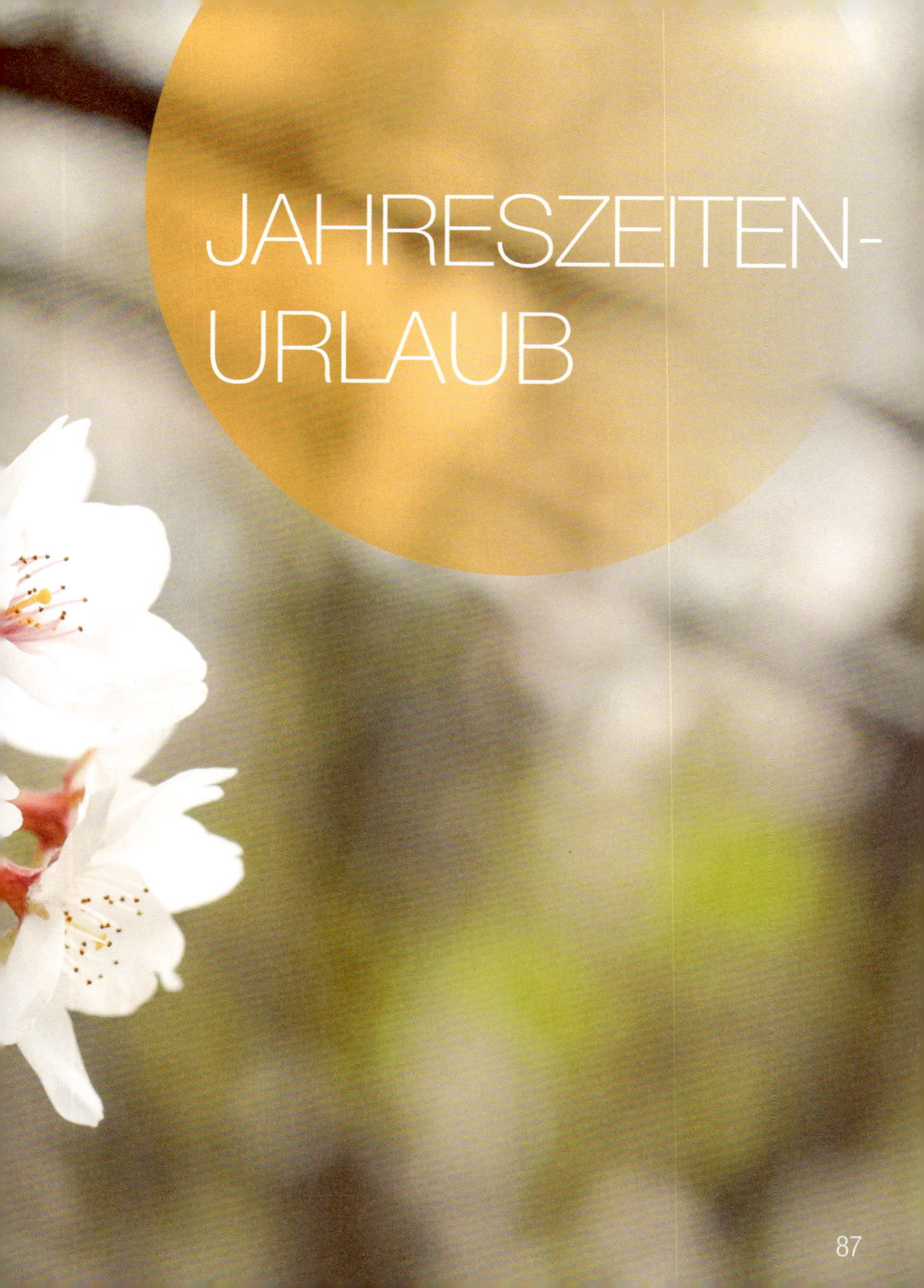

Der Jahreszeiten-Urlaub eignet sich dafür, sich auf ein neues Jahr vorzubereiten, etwa in den Raunächten, wenn man Abschied vom zu Ende gehenden Jahr nimmt und sich auf das kommende Jahr einstellen möchte. Du kannst dich mit ihm aber auch auf einen einzelnen Tag vorbereiten, da diesem dieselbe Gesetzmäßigkeit des Werdens und Vergehens innewohnt. Und ebenso gut kann er dafür angewendet werden, sich auf einen kreativen Schaffensprozess vorzubereiten, beruflich wie privat. In diesem Sinne ist der Jahreszeiten-Urlaub dem Elemente-Urlaub (siehe S. 95) sehr ähnlich, wobei er durch die große Bandbreite an inneren Bildern, die durch das Aussprechen der Jahreszeiten entsteht, viel konkreter ist. So kannst du diese Atemmeditation durchaus auch als inneren Rückzugsort anwenden. Stelle dir zum Beispiel für jede Jahreszeit einen Lieblingsort vor – wobei es keine Rolle spielt, ob dieser real ist oder nur in deiner Vorstellung existiert –, und besuche alle vier Plätze im Verlauf der Meditation innerlich. Wenn du am Ende des Jahres angelangt bist, beginnst du entweder wieder von vorn, bis du das Gefühl hast, dass der Jahreszeiten-Urlaub zu einem guten Ende gekommen ist, oder du schließt direkt den Elemente-Urlaub an.

FRÜHLING – BEGINN

Du befindest dich mitten im Frühling und nimmst diesen mit all deinen Sinnen wahr. Schließe, wenn du magst, deine Augen.

Beim Einatmen sagst du das Wort »Frühling« und fühlst die wärmenden, aber noch nicht heißen Sonnenstrahlen auf deiner Haut und spürst sie durch deine geschlossenen Augenlider. Beim Ausatmen sagst du dir das Wort »Beginn« und riechst förmlich die frische, klare Luft, die nach Aufbruch und Neubeginn duftet. Sie ist so intensiv, dass du sie auf deiner Zunge schmecken kannst. Du siehst ein Meer aus Farben vor deinem inneren Auge, einerlei ob es sich um eine Blumenwiese, eine Frühlingslandschaft oder ein abstraktes Gemälde handelt. Beim weiteren Ein- und Ausatmen hörst du Geräusche, die du zuvor nicht bemerkt hast: Vogelstimmen, das Rauschen eines Bachlaufs, das Summen von Insekten. Es sind die Laute des Frühlings, die seine Energie transportieren: Kraftvoll, aber noch ein wenig zurückhaltend, blühend, aber noch mit viel Potenzial für Entwicklung und Wachstum. Du spürst den Frühlingswind auf deiner Haut und lässt dich von ihm auf die Reise durchs Jahr mitnehmen. Bleibe so lange im Frühling, bis du merkst, dass er ganz langsam in den Sommer übergeht.

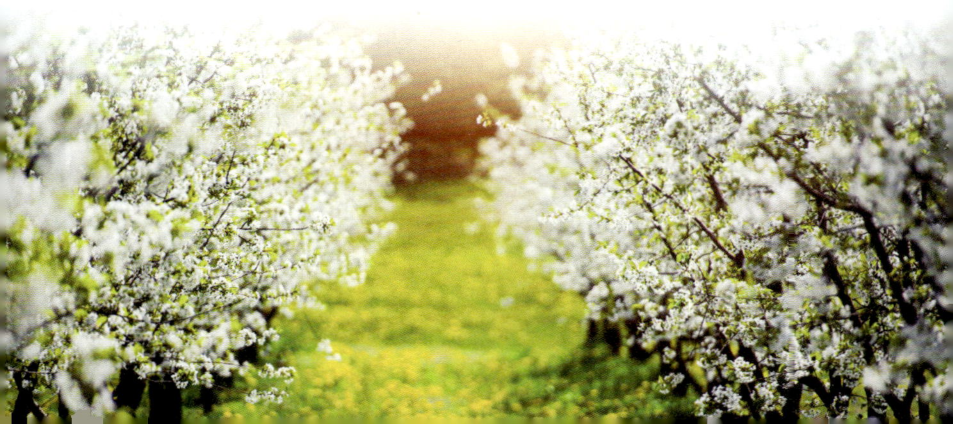

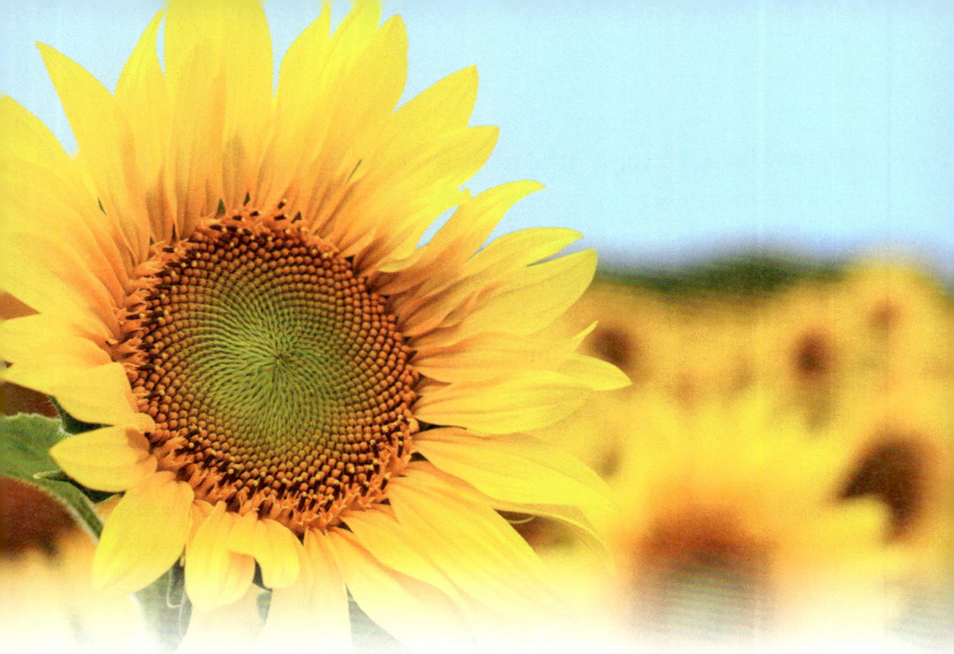

SOMMER – FÜLLE

Nun bist du im Sommer angekommen, in der »Hoch-Zeit« des Lebens. Du nimmst das Gefühl des Ankommens wahr, der Sorglosigkeit und der Fülle. Alles ist in größtmöglicher Harmonie und Ausgeglichenheit, das Wachstum ist zu seinem Höhepunkt gekommen. Du atmest ein und sagst dir dabei das Wort »Sommer«. Dabei spürst du die Hitze und Leidenschaft des Lebens, das sich auf vielfältigste Weise in dieser Jahreszeit ausdrückt. Wenn du ausatmest, sagst du dir innerlich das Wort »Fülle« und lässt dich fallen in einen Reigen aus sommerlichen Farben, Gerüchen und Geräuschen. Du kannst an all die Aktivitäten denken, die du im Sommer machen kannst und die dir Freude bereiten. Vielleicht magst du einen Fluss visualisieren, der durch die sommerliche Landschaft strömt und an dessen Ufer sich das Leben in seinen vielen Facetten abspielt. Du merkst im Lauf des Ein- und Ausatmens, wie dein Atem sich immer weiter vertieft und sich das Gefühl des Ankommens oder Nach-Hause-Kommens verstärkt. Sei ein genießender Beobachter, der die Fülle des Sommers vor sich sieht und alles in seiner Ganzheit im Blick hat und in sich aufnimmt – ohne sich in einer einzelnen Aktivität zu verlieren. Bleibe so lange im Sommer, bis du merkst, dass es Zeit für dich ist, weiterzugehen.

HERBST – VERWANDLUNG

Als nächstes kommt die Herbstzeit an die Reihe. In ihr verwandelt sich die Welt, die Ernte ist eingeholt, das Ergebnis des Wachstums wird gefeiert, und gleichzeitig bereitet die Natur schon ihren Rückzug vor. Du atmest tief ein und sagst dir das Wort »Herbst«. Stelle dir dabei die überwältigende Farbenpracht der Herbstwälder vor deinem inneren Auge vor, die kühler werdenden Tage und die wärmenden Strahlen der Herbstsonne. Du badest in der Pracht des Herbstes und denkst an all das, was ihm vorausgegangen ist. Beim Ausatmen sagst du dir das Wort »Verwandlung« und erkennst an, dass sich alles in einem Fluss befindet und der Herbst eine Zeit des Übergangs ist. Er steht zwischen der Fülle des Sommers und der Kargheit des Winters und in ihm lässt sich besonders gut erfahren, wie die Schönheit immer auch mit der Vergänglichkeit verbunden ist. Beim Einatmen schwelgst du in der Herrlichkeit des Herbstes, beim Ausatmen bist du dir der Tatsache bewusst, dass diese Herrlichkeit nur durch das Werden und Vergehen zustande kommt. Während du weiter ein- und ausatmest, erkennst du diese Tatsache an und gibst dich dem Fluss des Lebens vollkommen hin.

WINTER – RÜCKZUG

Das Jahr kommt im Winter zur Ruhe, und die Natur sammelt sich für einen neuen Anfang. Vieles geschieht unbemerkt und im Verborgenen, denn im scheinbaren Stillstand des Winters beginnt bereits das Neue. Du sagst dir beim Einatmen des Wort »Winter« und siehst alles vor deinem inneren Auge, was diese Jahreszeit so besonders macht: verschneite Landschaften, spiegelglatte Wege, zugefrorene Seen, glitzernde Nächte. Beim Ausatmen sagst du dir das Wort »Rückzug« und erkennst damit an, dass auch du immer wieder ruhige Momente nach den vielfältigen Tätigkeiten des Alltags brauchst. Du verbindest dich mit dem Rhythmus der Natur, die den Winter dazu nutzt, neue Kräfte zu sammeln und Winterschlaf zu halten. Beim weiteren Ein- und Ausatmen wird dir bewusst, dass der Rückzug zwangsläufig jedem kreativen Prozess innewohnt und zum Kreislauf des Lebens dazugehört. Er ist die stille Kraftquelle, in der du nun ganz bewusst Zuflucht suchst. Bleibe so lange im Winter, bis du genügend Kräfte für einen neuen Zyklus gefunden hast. Wenn du magst, kannst du jetzt ein weiteres Jahr anschließen, zum Elemente-Urlaub (siehe S. 95) wechseln, der den schöpferischen Kreislauf unter etwas anderen Aspekten spiegelt, oder ins Hier und Jetzt zurückkehren.

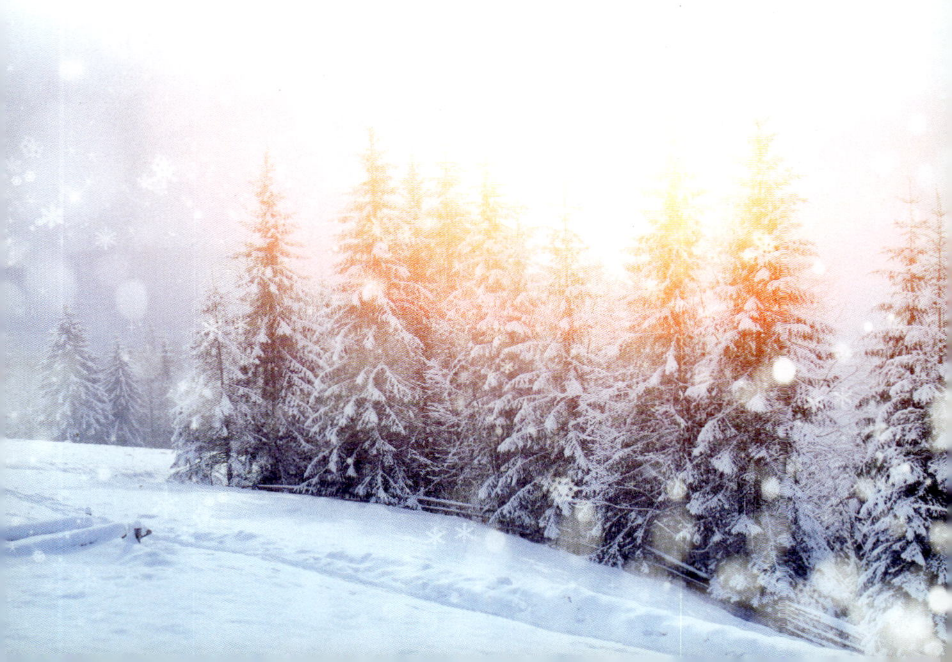

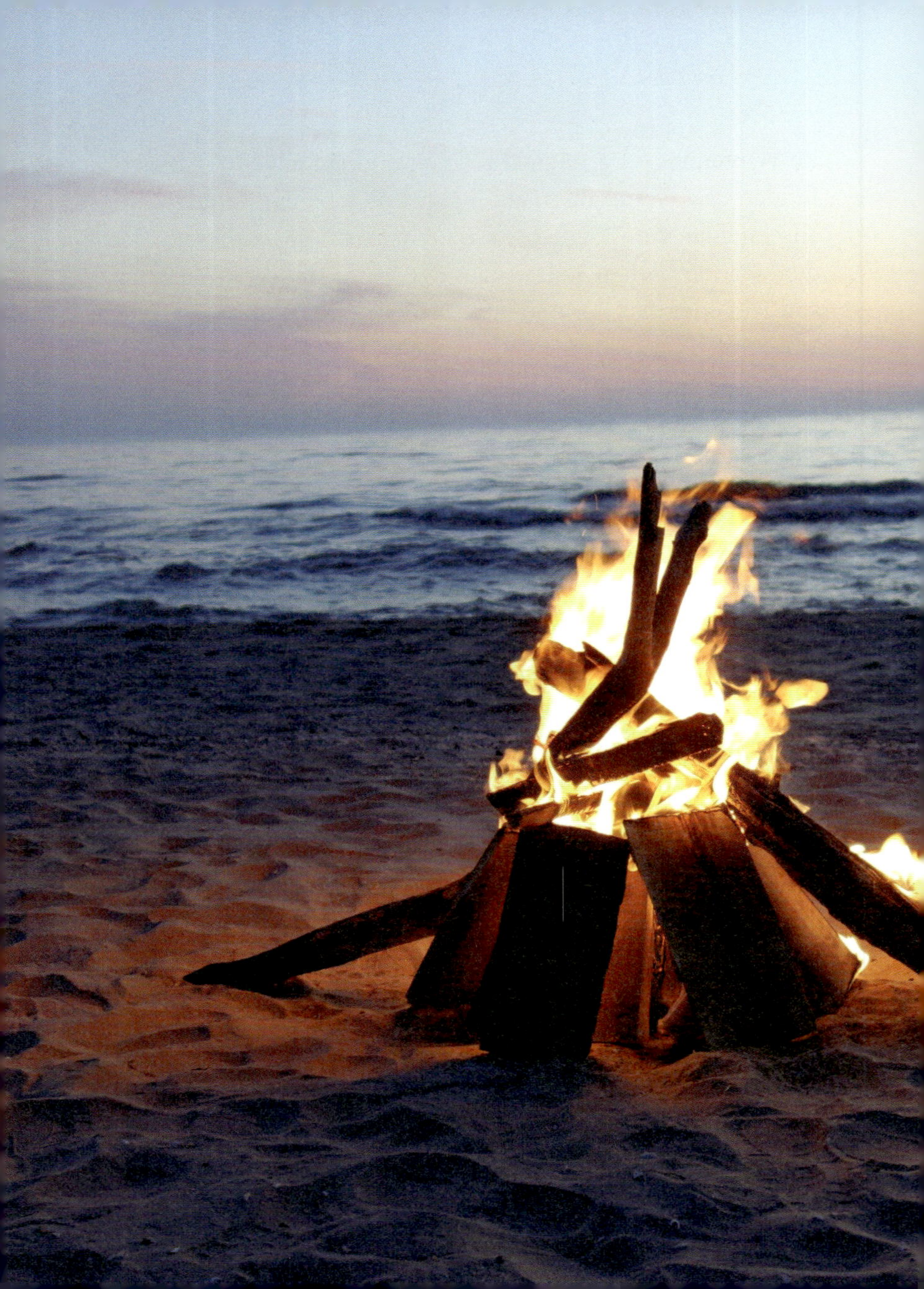

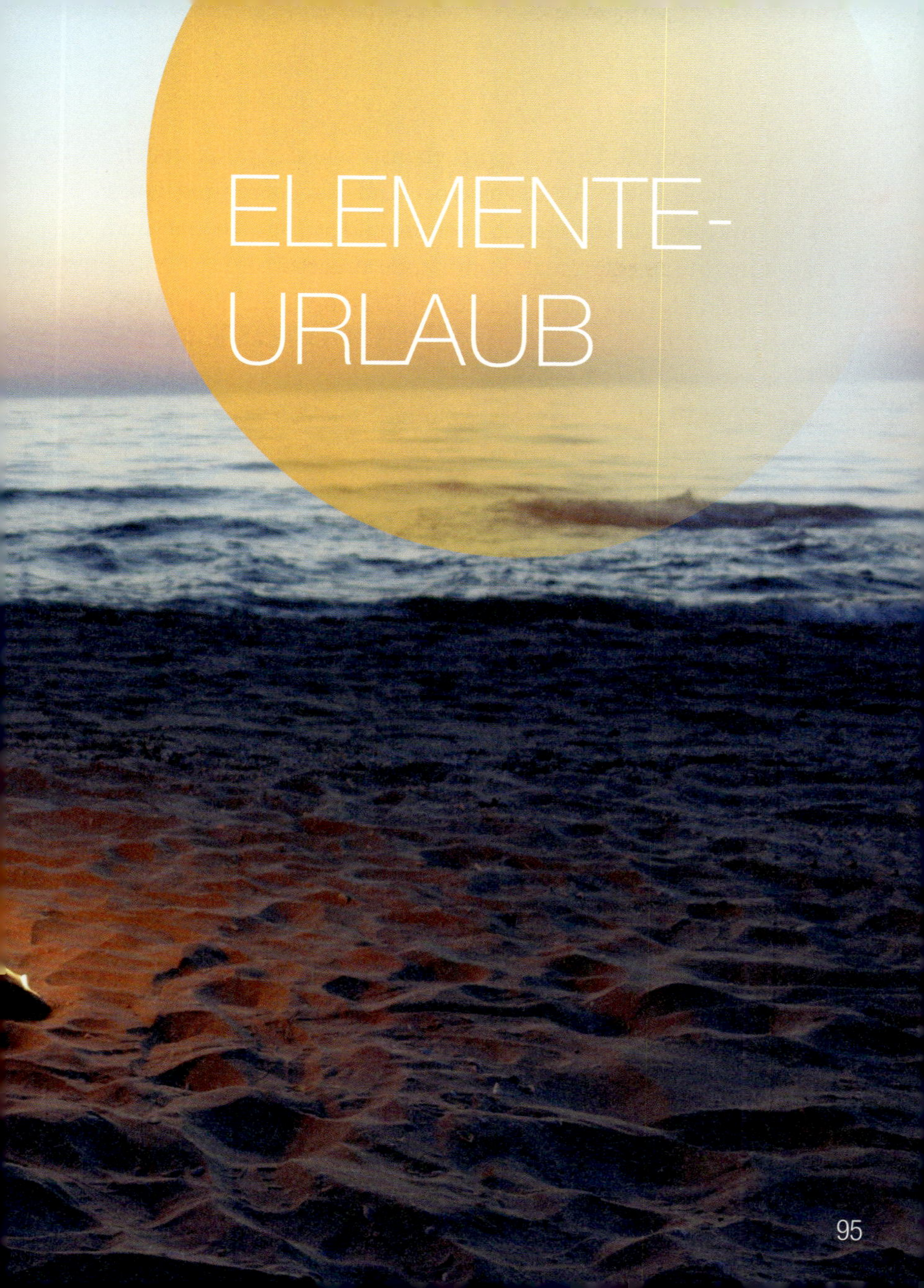

ELEMENTE-URLAUB

Der Elemente-Urlaub kann ebenso wie der Jahreszeiten-Urlaub (siehe S. 87) zur Vor- und Nachbereitung eines aktiven, vielleicht auch anstrengenden Tages dienen und die Einstimmung auf das Kommende unterstützen. Er ist etwas abstrakter als der Jahreszeiten-Urlaub, dafür aber durch einen fünften Schritt auch ausführlicher. Die Lehre der fünf Elemente aus dem Daoismus (Holz, Feuer, Erde, Metall und Wasser) untersucht die Gesetzmäßigkeiten von Prozessen der Gestaltung, des Werdens und Vergehens. Daher ist sie sehr gut dafür geeignet, eine gute Grundlage für alle Schaffensprozesse zu bilden, sei es im beruflichen oder privaten Kontext. Mit dieser Atemmeditation kannst du dich sowohl auf ein Meeting mit Kunden oder Kollegen als auch auf einen Tag mit der Familie einstimmen. Die fünf Elemente, die in der chinesischen Philosophie die Grundlage aller Dinge sind, stehen in enger Beziehung zueinander und beeinflussen sich beständig wechselseitig, weil sie sich im Prozess des Werdens und Vergehens gegenseitig nähren, aber auch schwächen, um Platz für das jeweils folgende Element zu schaffen. Der Elemente-Urlaub durchläuft diesen gesamten Zyklus und hat somit eine gleichermaßen beruhigende und aktivierende Wirkung.

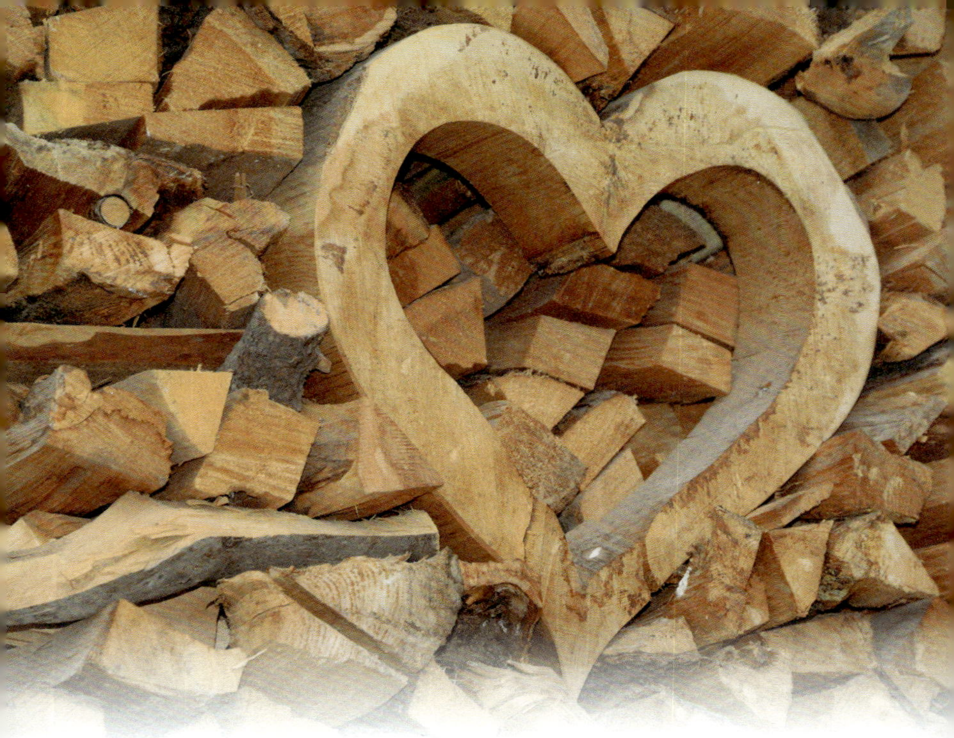

HOLZ – WACHSEND

Beim Einatmen sagst du dir das Wort »Holz« und stellst dir dabei seine Beschaffenheit vor: trocken, fest, stabil. Verbinde dich mit diesen Qualitäten, und gehe innerlich mit ihnen in Resonanz, um sie in dich aufzunehmen. Wenn es dir hilft, kannst du dir vorstellen, wie du über das Holz streichst. Spüre seine Energie, und lasse dich von ihr durchströmen. Beim Ausatmen sagst du dir das Wort »wachsend« und visualisierst, wie die Holzenergie die Grundlage aller Schaffensprozesse bildet und das Werdende und Wachsende in sich trägt. Atme weiter ein und aus, und stelle dir das Holz vor deinem inneren Auge vor. Fühle dabei seine Energie – so, als würde sie auch dich gleichsam umgeben. Bleibe so lange bei ihr, wie es deinem Empfinden entspricht.

FEUER – DYNAMISCH

Das Feuer gilt in vielen Religionen und Kulturen als reinigend und trägt die Energie des dynamischen Ausgestaltens und der Aktion in sich. Du kannst beim Einatmen entweder ein prasselndes Feuer visualisieren oder eine ruhig brennende Kerzenflamme. Sieh das Feuer oder die Flamme vor dir, erspüre seine oder ihre Qualität, und sage dir beim Einatmen das Wort »Feuer«. Beim Ausatmen sagst du das Wort »dynamisch« oder – wenn es besser für dich passt – »aktiv«. Lasse die dynamische Energie und die Willenskraft des Feuers auf dich übergehen und dich ganz in diese Kraft hineinfallen, sodass du nicht mehr das Gefühl hast, du müsstest etwas aus eigener Kraft und nur aus dir heraus vollbringen, ohne Unterstützung von außen. Du übernimmst die aktive Kraft des Feuers für all dein Tun und fühlst die Selbstverständlichkeit der Aktion.

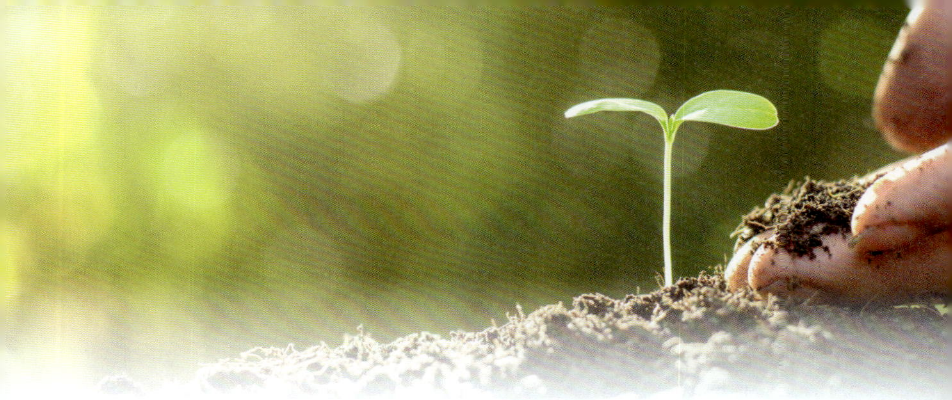

ERDE – FRUCHTBAR

Du betrachtest nun das Element Erde. Ihm wird eine umwandelnde, transformierende Energie zugesprochen, denn in ihm entwickeln sich Samen zu Pflanzen, die uns ihre Früchte zur Ernte schenken. Du stellst dir das Element vor, während du beim Einatmen »Erde« sagst. Sieh vor deinem inneren Auge, wie du in den Händen ein wenig Erde hältst, fühle ihre Beschaffenheit, und atme den Duft der Erde ein. So fällt es dir vielleicht auch leichter, die Nährstoffe der Erde zu visualisieren und ihre Energie zu erspüren. Beim Ausatmen sagst du dir das Wort »fruchtbar« und denkst daran, dass die aktive und dynamische Kraft des Feuers sich verändert hat und nun die Dinge reifen lässt und zum Guten wendet. Das ist der Höhepunkt des kreativen Schaffensprozesses, doch gleichzeitig trägt er schon den Keim der Veränderung, den Beginn des Vergehens in sich. Bleibe mit deinem Atem so lange bei der Erde, bis du merkst, dass es Zeit für das nächste Element ist.

METALL – GEREIFT

In der Lehre der fünf Elemente wird dem Metall die Energie der Reife und Ablösung zugesprochen, wobei es hier – noch stärker als bei den anderen Elementen – um die symbolische Bedeutung des Elements geht. Metall entwickelt sich aus dem Element Erde und leitet gleichzeitig den Prozess des Sinkens und Zur-Ruhe-Kommens wie auch den Prozess der Veredelung und Vervollkommnung ein. Sage dir beim Einatmen das Wort »Metall« und beim Ausatmen das Wort »gereift«. Stelle dir dabei die edle Qualität von Metallen vor, und nimm ihre Energie der Reife, des spiegelnden Glanzes und der Leitfähigkeit bewusst in dich auf. Spüre dabei im Sinne des großen schöpferischen Bogens von Werden und Vergehen die symbolische Qualität des sich dem Ende zuneigenden Zyklus, der sich im Element Metall ausdrückt.

WASSER – RUHEND

Nun kommt der Zyklus des Elemente-Urlaubs zu seinem Abschluss. Im Wasser spiegelt sich das Erschaffene und kommt zur Ruhe. Gleichzeitig nährt das Wasser die Pflanzen und sorgt somit wieder für neues Holz, sodass der Prozess ein weiteres Mal verwirklicht werden kann. Sage dir beim Einatmen das Wort »Wasser«, und sieh seine spiegelnde, ruhige, glatte Oberfläche vor dir. Nimm die tiefe Qualität der Ruhe in dich auf, und sage dir beim Ausatmen das Wort »ruhend«. Werde dir des Hier und Jetzt bewusst, und betrachte sie im Rhythmus des Atmens und im Spiegel des Wassers. Mit jedem weiteren Ausatmen lässt du die Wasseroberfläche sich immer weiter ausdehnen. Im gleichen Maße nimmt auch deine innere Ruhe zu. Werde dir bewusst, dass du das Wasser zwar betrachtest, aber nicht selbst Teil des Wassers bist. Bleibe so lange beim Element Wasser, bis du spürst, dass du innerlich ganz ruhig bist. Wenn du willst, kannst du nun einen erneuten Zyklus anschließen, oder du kommst in deinem eigenen Tempo wieder in die Außenwelt zurück.

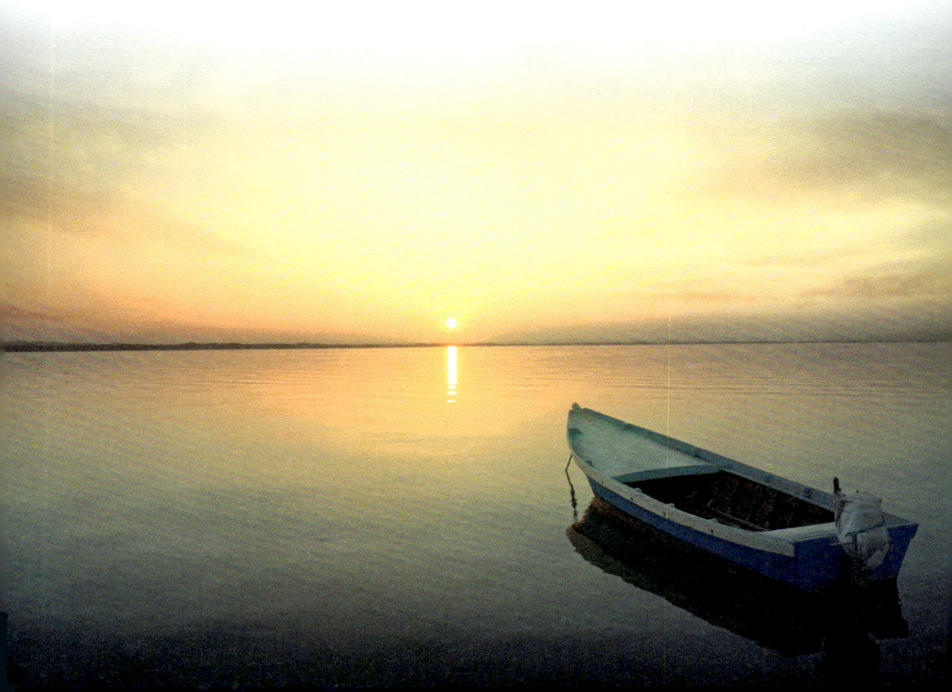

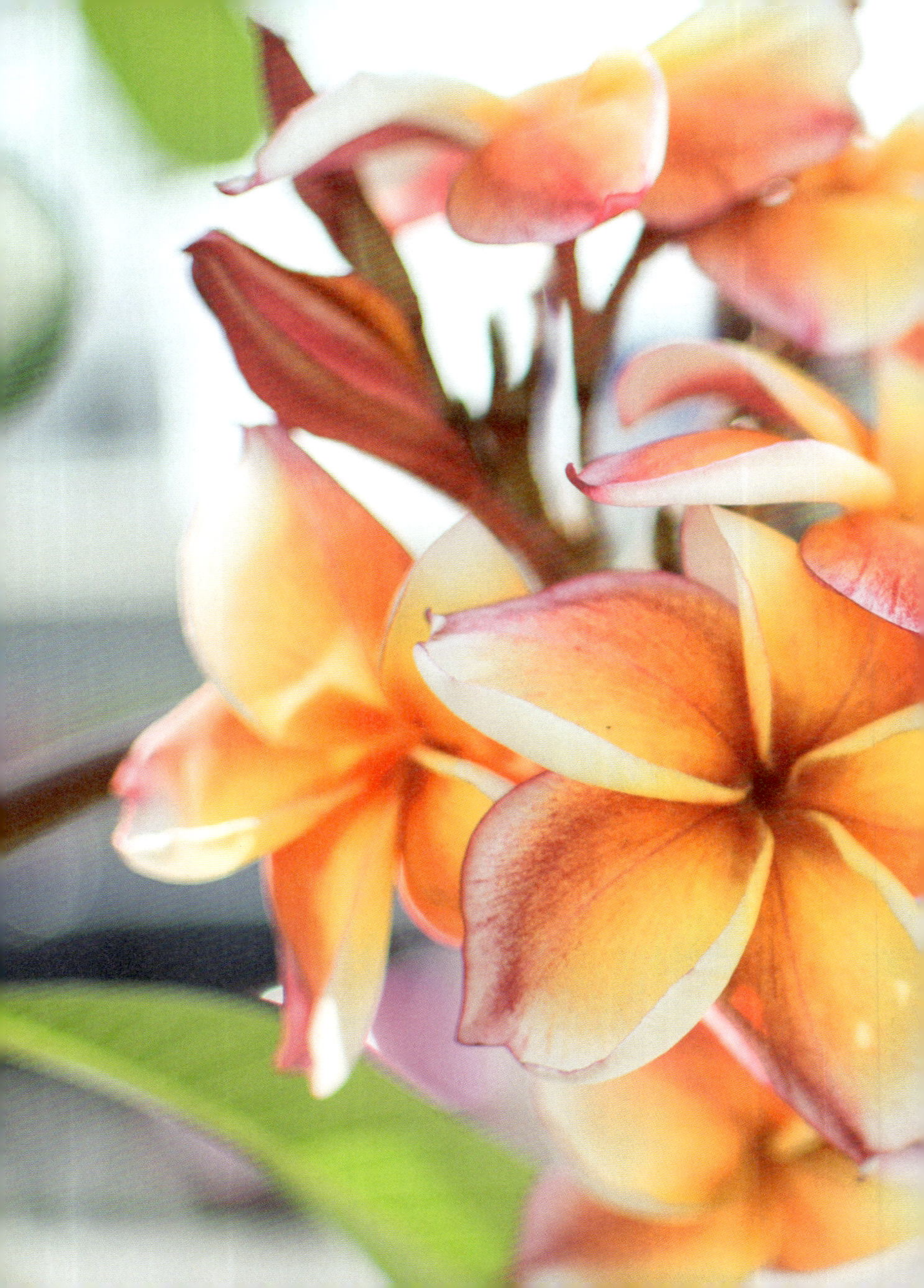

KLÄRUNGS-URLAUB

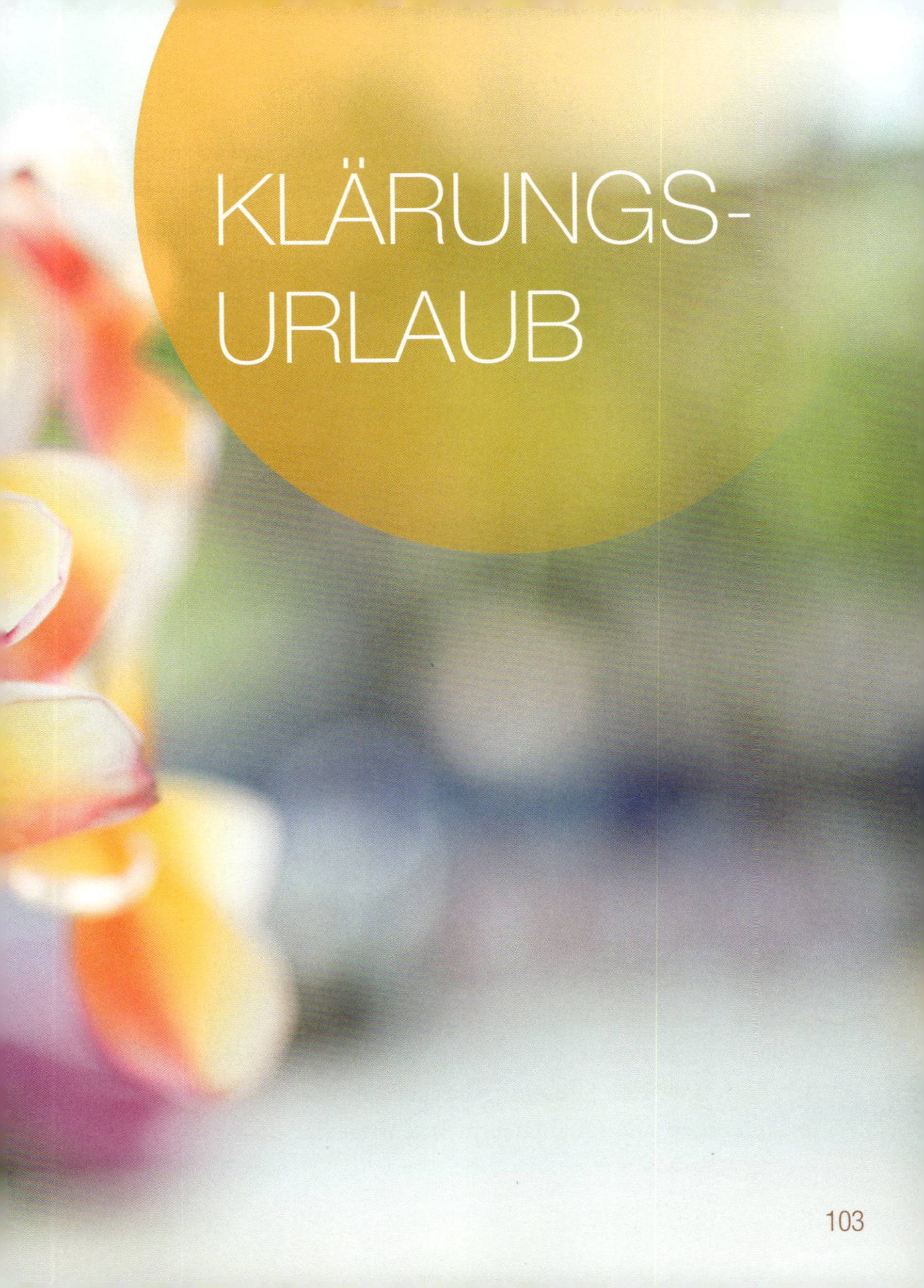

Im Folgenden geht es darum, mithilfe des hawaiianischen Vergebungsrituals Ho'oponopono belastende Angelegenheiten zu klären und in Ordnung zu bringen. Die hawaiianische Silbe »Ho'o« bedeutet auf deutsch so viel wie »etwas tun«, und »pono« bedeutet »etwas ausgleichen«, »harmonisieren«. Es ist einerlei, ob du eine längerfristige, chronische Belastung auflösen willst oder eine kurzfristige, vorübergehende. Bei aufkommenden Sorgen und Ängsten kann dir das Ritual in der Situation helfen, bei Schwierigkeiten mit Personen kannst du es anwenden, um die jeweilige Beziehung zu klären und zu reinigen, und im Grunde genommen kannst du es bei jeder Art von Unwohlsein und Disharmonie nutzen, um wieder in deine Mitte zu kommen. Wer mehr über die Hintergründe dieses Vergebungsrituals wissen möchte, sei auf das Buch von Ulrich Emil Duprée verwiesen (erschienen im Schirner Verlag, 2018). Bei dem folgenden Mini-Urlaub geht es nun darum, einerseits die jeweilige Situation oder die betreffende Person zu visualisieren, andererseits aber auch die Worte des Rituals beim Ein- und Ausatmen innerlich auszusprechen und so in einen Atemrhythmus zu kommen, der die Worte und Bilder verstärkt.

ES TUT MIR – LEID

Stelle dir eine Person vor, mit der du momentan Schwierigkeiten hast, oder eine Situation, die dich beschwert und dir Kummer bereitet. Die Qualität und Intensität der Belastung spielt dabei keine Rolle. Du kannst dir auch eine bestimmte Gruppe von Menschen vorstellen und ihr in Gedanken gegenübertreten oder aber einen Raum visualisieren, den du mit einer belastenden Situation verbindest. Stelle dir dein Gegenüber, egal ob Mensch, Situation, Gruppe oder Raum, so genau wie möglich vor, und sage dir dabei beim Einatmen die Worte »Es tut mir« und beim Ausatmen das Wort »leid«. Damit erkennst du an, dass die betreffende Situation oder Beziehung für dich mit Leid verknüpft ist. Gleichzeitig bittest du um eine Lösung. Nimm beim weiteren Ein- und Ausatmen wahr, ob sich in deinem Körper eine Änderung vollzieht, mag sie auch noch so klein sein, und wie dein Gegenüber darauf reagiert. Bleibe so lange

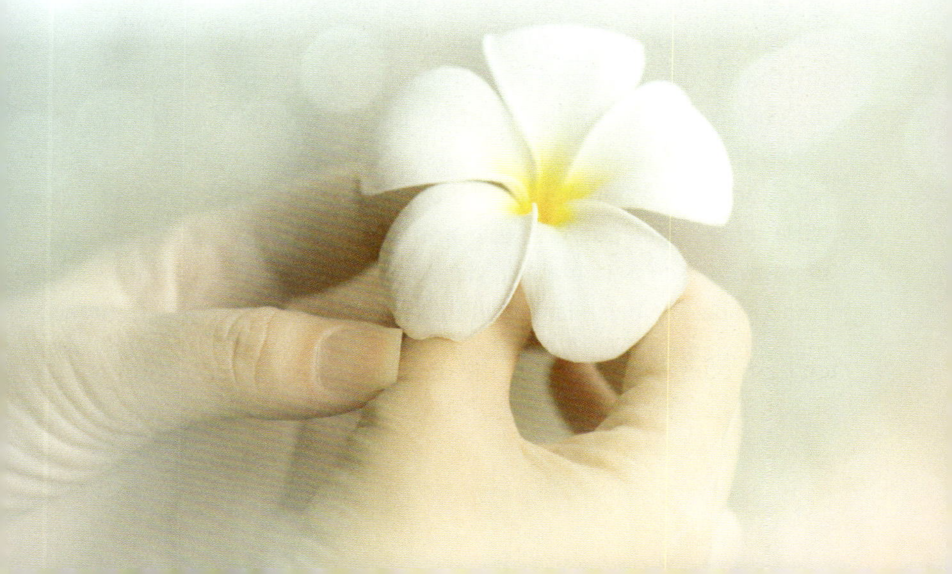

bei diesen Worten und Bildern, bis du das Leidvolle und Belastende an der Situation wirklich anerkennen und würdigen kannst. Dann kannst du zu den nächsten Worten wechseln.

BITTE VERZEIHE – MIR

Du bleibst mit deiner Vorstellung bei der betreffenden Person oder Gruppe, bei der Situation oder in dem Raum und sagst dir nun beim Einatmen die Worte »Bitte verzeihe« und beim Ausatmen das Wort »mir«. Damit erkennst du sowohl deinen Anteil am Konflikt an als auch deine schöpferische Kraft, etwas für die Lösung des Problems tun zu können. Du nimmst das Heft des Handelns in die Hand, bringst die Einsicht zum Ausdruck, dass du und die andere Seite miteinander verbunden seid, und trägst aktiv zur Lösung des Konflikts bei. Möglicherweise braucht es ein wenig Übung, um diesen Satz im Rhythmus des Ein- und Ausatmens zu sprechen – wenn du dich beispielsweise im Recht fühlst und meinst, das Gegenüber behandle dich ungerecht. Du wirst aber merken, dass dir der Satz durch das Wiederholen mit der Zeit leichter fällt, und du wirst seine befreiende Wirkung spüren, auch wenn du zunächst nicht an diesen Satz glaubst, denn das spielt für die Wirkung keine Rolle. Bleibe so lange bei diesem Satz, bis du dich befreit und entspannt fühlst. Wechsle erst dann zum nächsten.

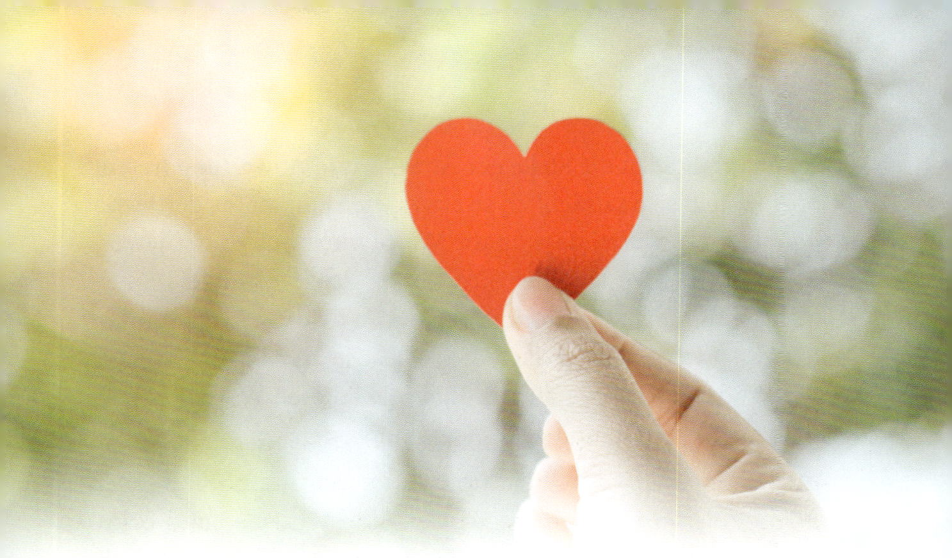

ICH LIEBE – DICH

Jetzt sagst du dir beim Einatmen die Worte »Ich liebe« und beim Ausatmen das Wort »dich« (oder »euch«, wenn es sich um eine Gruppe handelt). Dabei bleibst du in deiner Vorstellung bei der betreffenden Person, Gruppe, Situation oder in dem Raum und sagst ihr oder in ihm diese Worte, auch wenn sie dir schwerfallen und du das Gefühl hast, dass du sie nicht aus vollem Herzen sagen kannst. Es spielt keine Rolle, was dein Verstand dazu sagt, solange du dich allein auf deinen Atem konzentrierst und die Worte im Rhythmus deines Ein- und Ausatmens zu dir selbst sprichst. Beim Einatmen nimmst du die Energie der Liebe in dich auf, beim Ausatmen gibst du sie an dein entsprechendes Gegenüber weiter. Du wirst sehr schnell eine Veränderung merken, indem das vermeintlich Schreckliche einer anderen Qualität Platz macht. Möglicherweise wird ein Gefühl der Neutralität an die Stelle der Abwehr und Abwertung treten, oder es stellt sich tatsächlich so etwas wie Sympathie oder Liebe ein. Sei dir bewusst, dass du die Worte nicht nur zu der jeweiligen Person, Gruppe oder Situation sprichst, sondern immer auch zu dir selbst. Du nimmst also, wenn du diese Worte innerlich aussprichst, immer auch dich selbst so an, wie du bist, und drückst deine Liebe zu dir aus. Bleibe bei diesen Worten, bis du Liebe in dir spürst, und gehe erst dann weiter.

ICH DANKE – DIR

Sprich nun die Worte »Ich danke« beim Einatmen und das Wort »dir« (oder »euch«, wenn es sich um eine Gruppe handelt) beim Ausatmen. Mit ihnen erkennst du an, dass jede konfliktbehaftete Beziehung und jede problematische Situation den Kern deines persönlichen Wachstums in sich trägt. Oder anders ausgedrückt, dass sie immer dazu da ist, dich Einsichten gewinnen zu lassen und deinen Handlungsspielraum zu erweitern. Gleichzeitig dankst du damit auch deiner inneren Führung für ihre Hilfe und Unterstützung in dieser Beziehung oder Situation und bei deinem Wachstumsprozess. Du erkennst mit diesen Worten an, dass die Transformation bereits geschieht. Du dankst für die Lösung des Konflikts. Sieh in Gedanken die betreffende Person, Gruppe, Situation oder den Raum, der damit verbunden ist, vor dir, und danke für die Chance des Wachsens und Heilens. Gleichzeitig stellst du dir nun die Macht vor, die dich und das Gegenüber verbindet und eint. Und auch dieser Macht dankst du beim Ein- und Ausatmen. Im Lauf des Atemprozesses wird die Dualität deiner selbst und deines Gegenübers verschwinden, und deine Dankbarkeit wird immer formloser, bis sie auch dich einschließt. Denn auch dir selbst dankst du durch diesen Klärungs-Urlaub. Bleibe so lange in der Energie der Dankbarkeit, bis du spürst, dass es Zeit für dich ist, in die Außenwelt zurückzukehren.

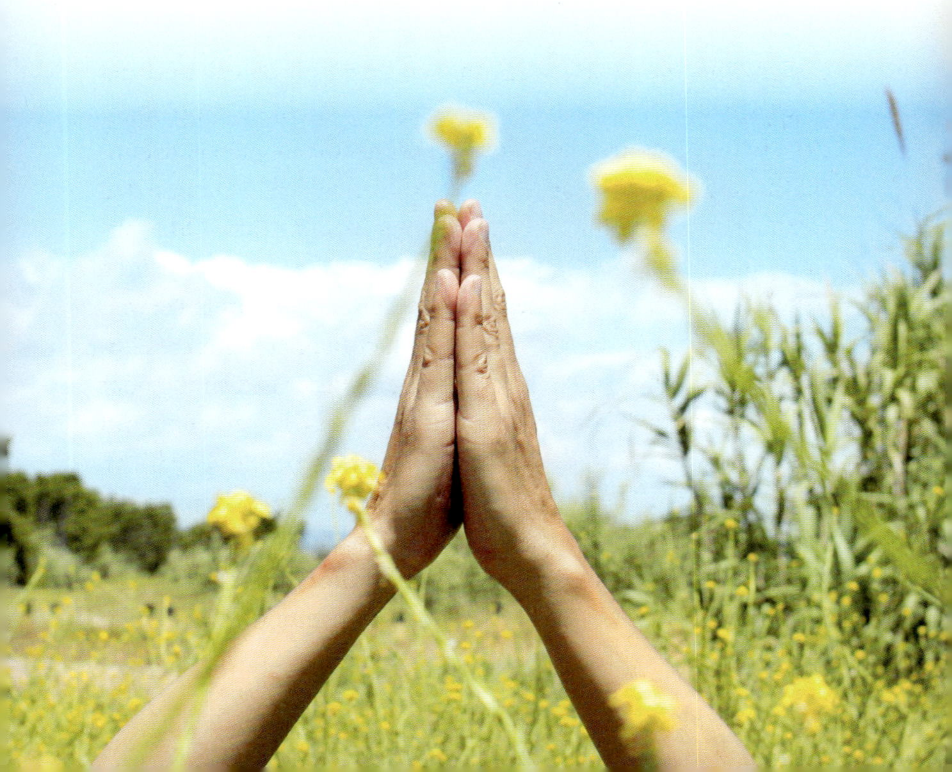

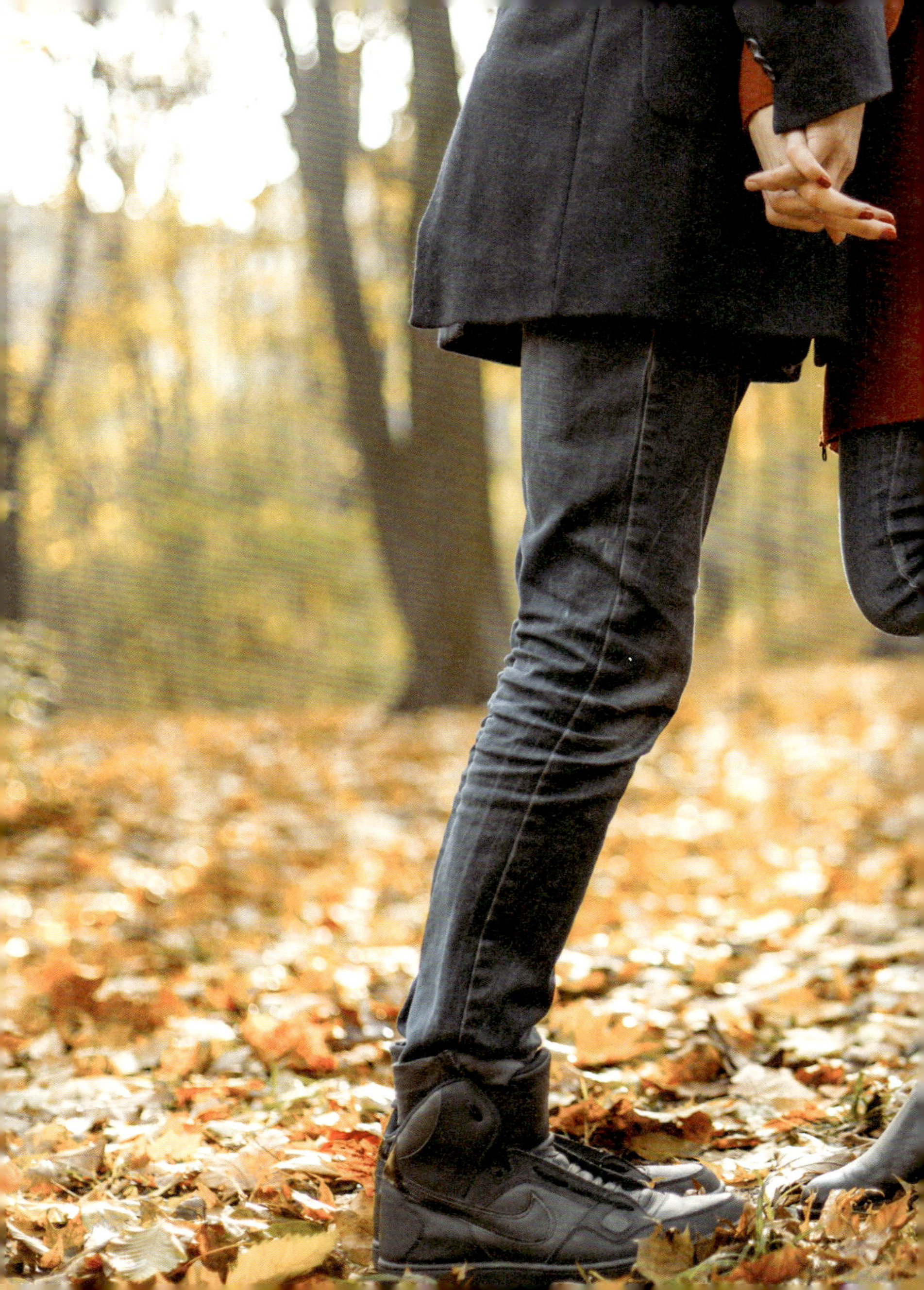

PARTNER-URLAUB

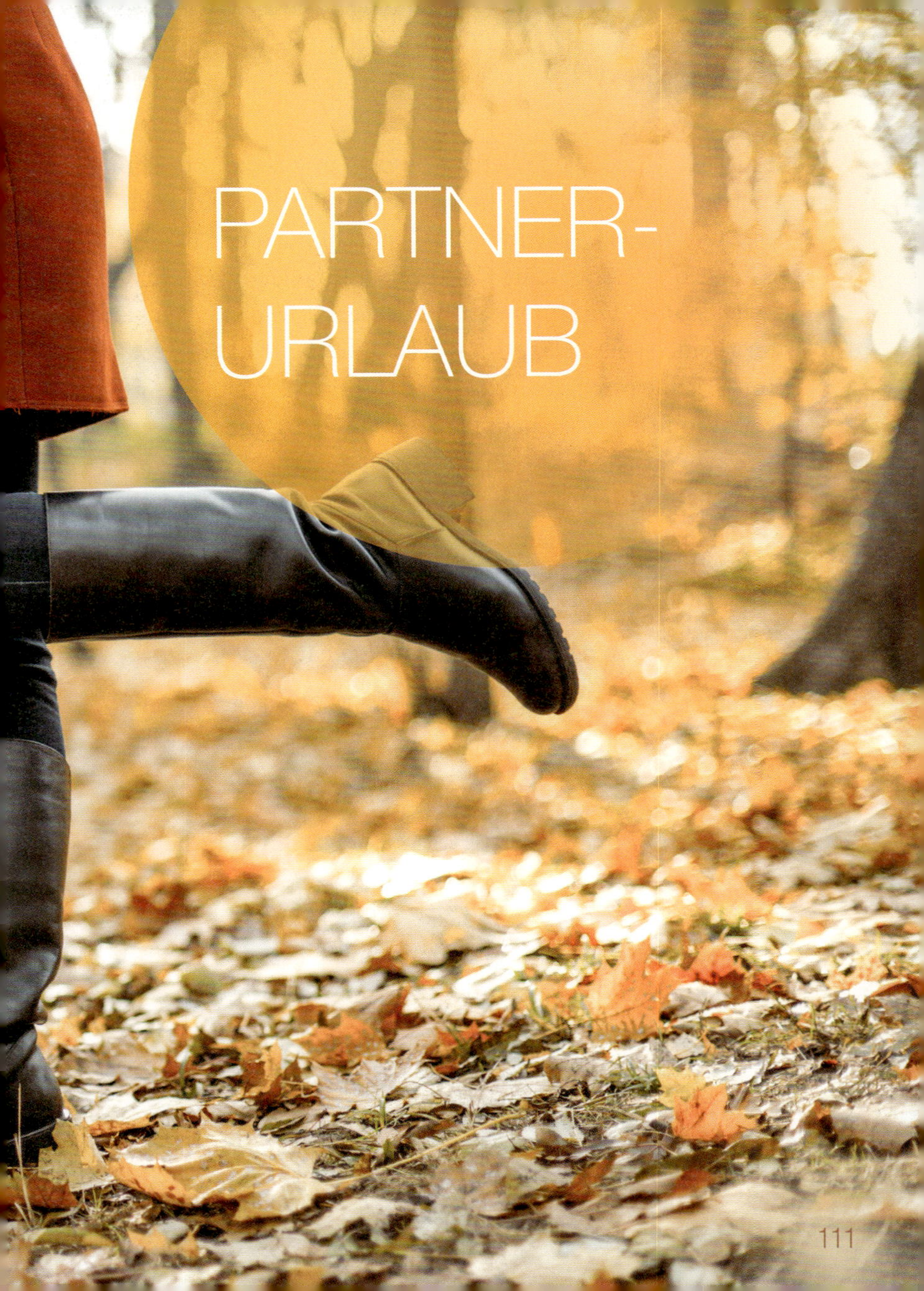

In diesem Mini-Urlaub befasst du dich mit deiner Beziehung zu deinem Partner. Du nimmst deinen Partner in den Blick, aber auch deine Gegenwartsfamilie, während du im Familien-Urlaub (siehe S. 117) deine Herkunftsfamilie, deine Eltern, Geschwister und Vorfahren, in den Fokus nimmst. Aufgrund ihrer thematischen Nähe ist es sehr gut möglich, diese beiden Mini-Urlaube hintereinander durchzuführen. Wenn es ein aktuelles Problem mit deinem Partner oder einer anderen Person gibt, einen Streit oder Konflikt, kannst du zunächst einen Klärungs-Urlaub (siehe S. 103) durchführen. Der Partner-Urlaub und der Familien-Urlaub sind dann dazu da, die Beziehung zur Gegenwarts- und Herkunftsfamilie zu stärken, sich ihrer Schätze und Reichtümer bewusst zu werden und sie als System anzuerkennen, in dem jeder seinen Platz hat.

ICH – DU

Sage dir beim Einatmen das Wort »Ich«, und nimm dich dort wahr, wo du dich gerade befindest, im Sitzen, Stehen oder Liegen. Beim Ausatmen sagst du das Wort »Du« und stellst dir deinen Partner oder deine Partnerin vor. Es spielt dabei keine Rolle, ob du dir die Person dort vorstellst, wo sie sich gerade befindet und bei dem, was sie gerade tut, oder ob du sie dir einfach in Gedanken gegenüberstellst. Entscheidend ist, dass du zwischen dem Ein- und Ausatmen die Verbindung zwischen euch wahrnehmen kannst, das Band, das euch, zwei Individu-

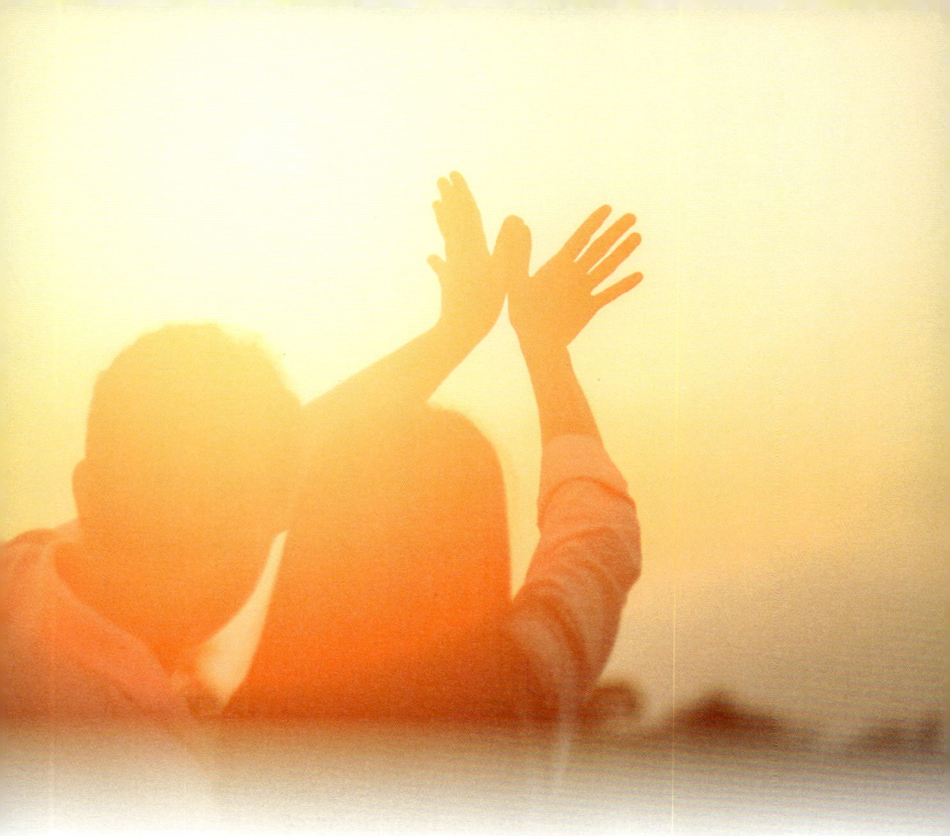

en, miteinander verbindet. Es kann auch sehr hilfreich sein, dir vorzustellen, wie ihr euch in die Augen seht. Du bist mit deiner Aufmerksamkeit beim Einatmen bei dir, beim Ausatmen bei deinem Partner oder deiner Partnerin, und zwischen den Atemzügen nimmst du das Band wahr, das von dir zu deinem Gegenüber und von diesem zu dir verläuft. Erinnere dich auch an schöne gemeinsame Momente, wenn du magst, vielleicht an die Zeit eures Kennenlernens.

WIR – ALLE

Nun stellst du dir deinen Partner oder deine Partnerin neben dir vor und sagst beim Einatmen das Wort »wir«. Dabei ist es möglich, dir auch eure Kinder vorzustellen, wenn ihr welche habt, oder aber das, was euch über die Beziehung hinaus verbindet: ein gemeinsames Projekt, die gemeinsame Arbeit, ein gemeinsames Hobby oder eine gemeinsame Aufgabe. Beim Ausatmen weitet sich dein innerer Blick auf die Menschen eurer Umgebung aus, auf die Freunde in der Nähe und Ferne, auf Arbeitskollegen, Nachbarn, Bekannte, und schließlich auf die unbekannten Menschen, die Einwohner deiner Stadt und deines Landes. Du sagst dir beim Ausatmen das Wort »alle« und nimmst die Wechselbeziehung wahr, die zwischen dir, euch und den anderen Menschen besteht. Nimm wahr, wie alle ihren Platz in diesem Gefüge haben und dass kein Element losgelöst vom anderen betrachtet werden kann. Du bleibst mit deiner Aufmerksamkeit lange bei euch und allen, bis du das Gefühl hast, dass es Zeit für dich ist, ins Hier und Jetzt zurückzukehren. Wenn du magst, kannst du aber auch eine weitere Runde des Partner-Urlaubs machen und sehen, was sich beim Wiederholen verändert, oder du schließt den Familien-Urlaub an.

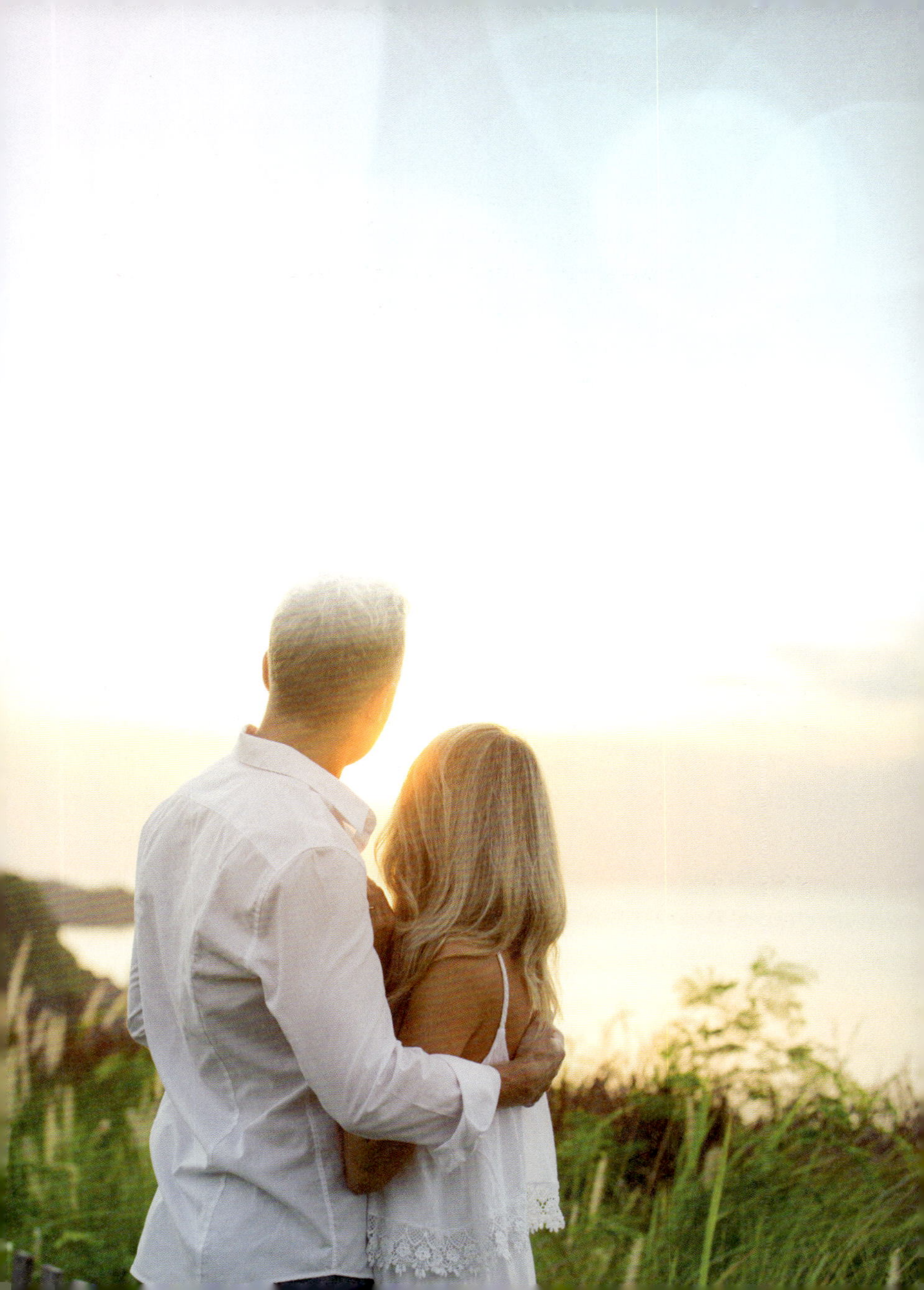

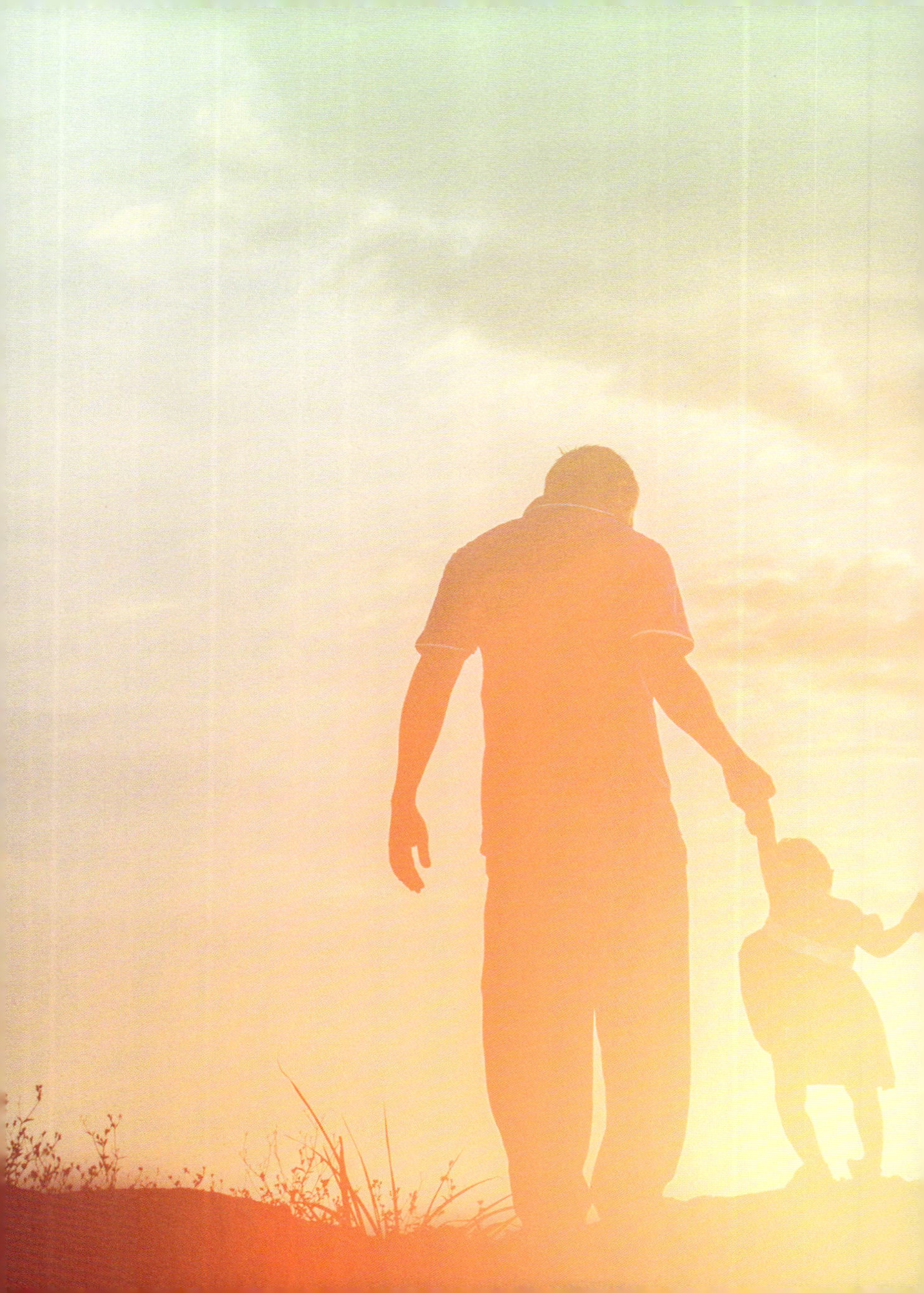

FAMILIEN-URLAUB

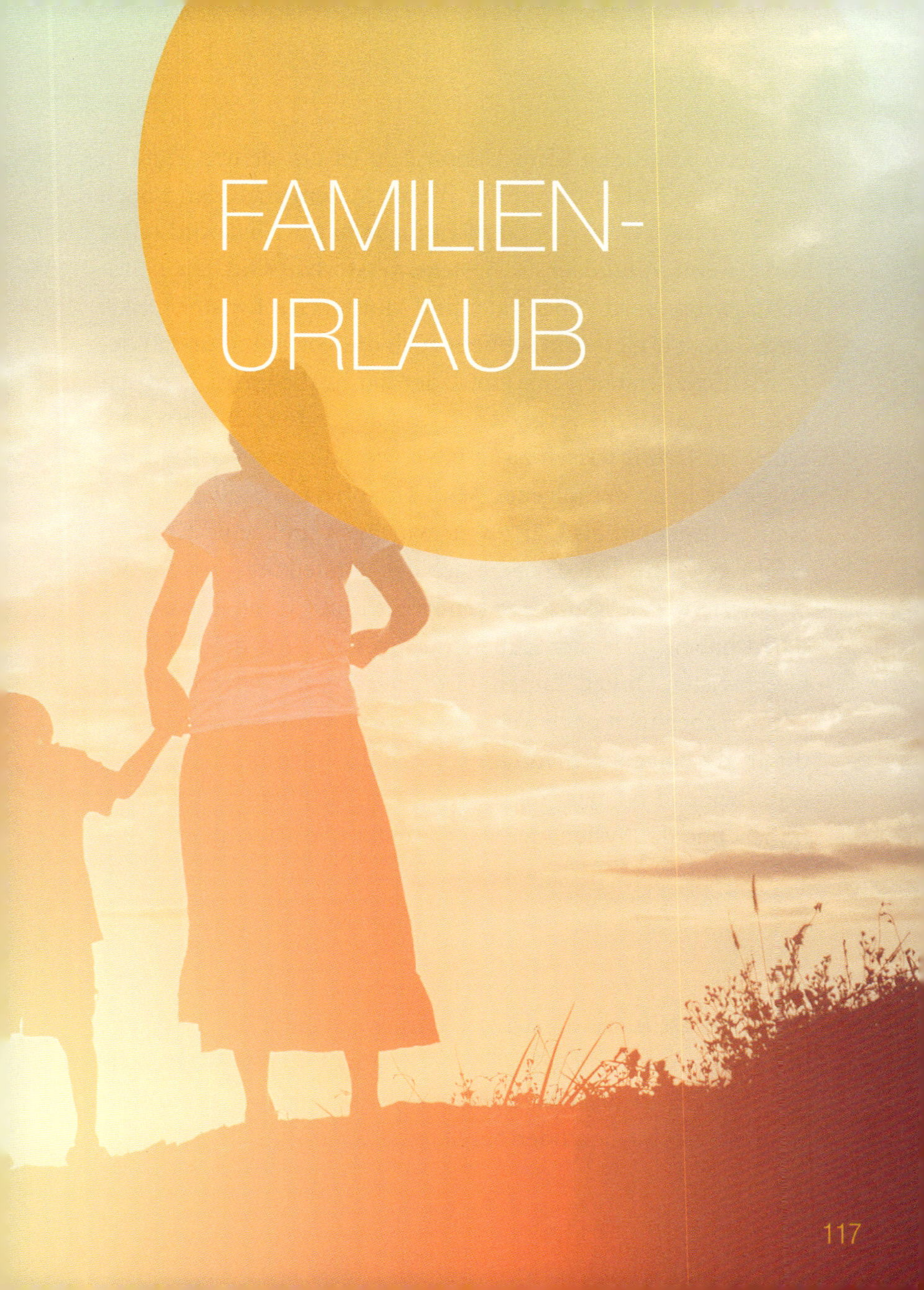

Beim folgenden Mini-Urlaub geht es um deinen Platz in deiner Herkunftsfamilie, die als System auch dann noch wirksam ist, wenn du nicht mehr in ihr lebst, und selbst dann, wenn Mitglieder des Systems verstorben sind. Die Familie als System reicht über Vater und Mutter, Geschwister, Onkel und Tanten hinaus und schließt auch die Vorfahren und andere wichtige Personen mit ein. Jeder hat in diesem System seinen Platz, auch die vergessenen und ausgegrenzten Personen. Ohne im Detail wissen zu müssen, wer alles zum System dazugehört, kann der folgende Mini-Urlaub dazu beitragen, dein Herkunftssystem als Ganzes zu würdigen und seine Kraft zu erfahren. Öffne dich dazu einfach der Vorstellung, dass zu diesem System viele Menschen gehören, die alle ihren festen Platz darin haben. In erster Linie sind das natürlich deine Eltern, Geschwister, Onkel, Tanten, Großeltern und Urgroßeltern, es können aber auch noch weitere Personen zum System gehören, die in die folgende Meditation ebenfalls miteinbezogen sind. Entscheidend ist, dass du dich deinem Familienfeld innerlich öffnest und das System der Herkunftsfamilie als Kraft erfährst.

ICH GEHÖRE – ZU EUCH

Als Erstes stellst du dir deine Eltern vor deinem inneren Auge vor. Du kannst sie dir gegenüberstellen oder dich so vor sie stellen, dass ihr in dieselbe Richtung blickt. Es spielt keine Rolle, ob sie noch leben oder bereits gestorben sind, und es spielt

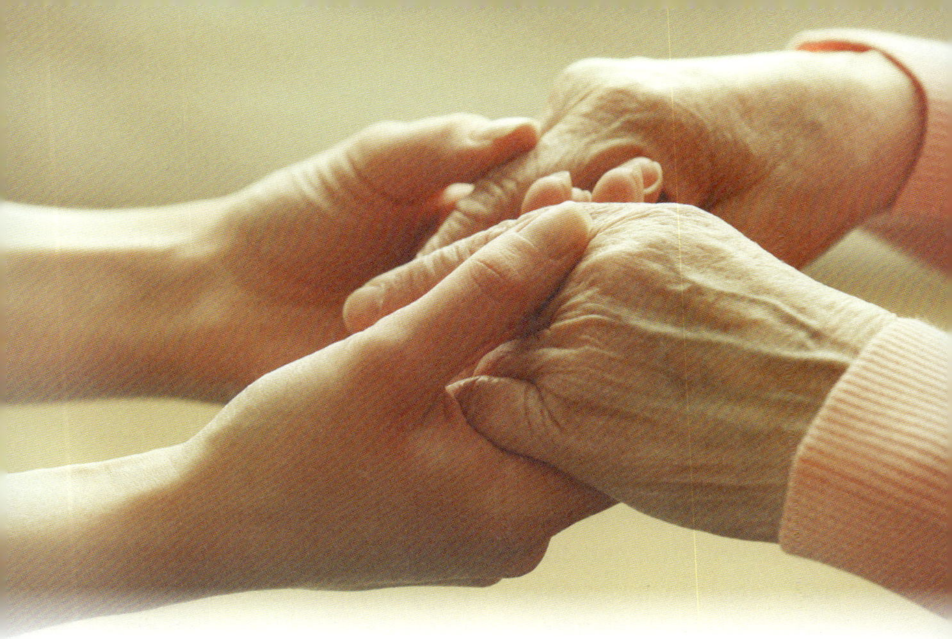

ebenso wenig eine Rolle, ob sie zusammen oder getrennt leben. Du sagst dir beim Einatmen die Worte »Ich gehöre« und beim Ausatmen die Worte »zu euch«. Dabei schaust du deinen Eltern entweder in die Augen, oder du fühlst, dass sie hinter dir stehen. Wenn du ihnen gegenüberstehst, nimm wahr, wie sie dich wohlwollend, freundlich und liebevoll ansehen, auch wenn dir das reale Verhältnis zu deinen Eltern spannungsreich und konfliktgeladen erscheint. Es geht hier um ein inneres Bild. Wenn du in der Vorstellung vor deinen Eltern stehst, dann spüre, wie es sich anfühlt, wenn du dich in Gedanken etwas nach hinten fallen lässt und deine Eltern dich stützen und dir Kraft geben. Mit jedem weiteren Atemzug spürst du immer deutlicher, wie die mütterliche und die väterliche Kraft auf dich übergehen.

Nimm diese Kräfte in dich auf, während du dir beim Ein- und Ausatmen weiterhin die jeweiligen Worte sagst.

IHR GEHÖRT – ZU MIR

Als Nächstes stellst du dir vor, wie auch deine Geschwister ihren Platz in der Familie einnehmen – einerlei, ob es sich um Geschwister oder Halbgeschwister handelt. Du nimmst wahr, wie sich der Raum um dich immer mehr füllt, mit deinen Onkeln und Tanten, Großmüttern und Großvätern und deren Müttern und Vätern. Auch Personen in der Familie, von denen nicht gern gesprochen wird oder über deren Existenz nicht viel bekannt ist, kommen dazu und nehmen ihren Platz ein. Du sagst dir beim Einatmen die Worte »Ihr gehört« und beim Ausatmen die Worte »zu mir«. Du siehst dich in Gedanken um und nimmst wahr, wie viele Menschen zu deinem Familiensystem gehören. Spüre insbesondere die Energie und Stärke, die aus dem Zusammengehörigkeitsgefühl mit all diesen Menschen entsteht. Der stärkste Bezugspunkt in diesem Gefüge ist nach wie vor die Gegenwart deiner Mutter und deines Vaters, die dir ihre Kraft und Liebe geben. Wenn du magst, kannst du den Familien-Urlaub zum Abschluss noch um eine Ergänzung erweitern: Sage dir beim Einatmen die Worte »Wir sind« und beim Ausatmen die Worte »in Ordnung«. Damit unterstreichst du die Tatsache, dass jedes Mitglied des Familiensystems seinen ihm gemäßen Platz einnimmt und die Ordnung im Familiensystem stimmt.

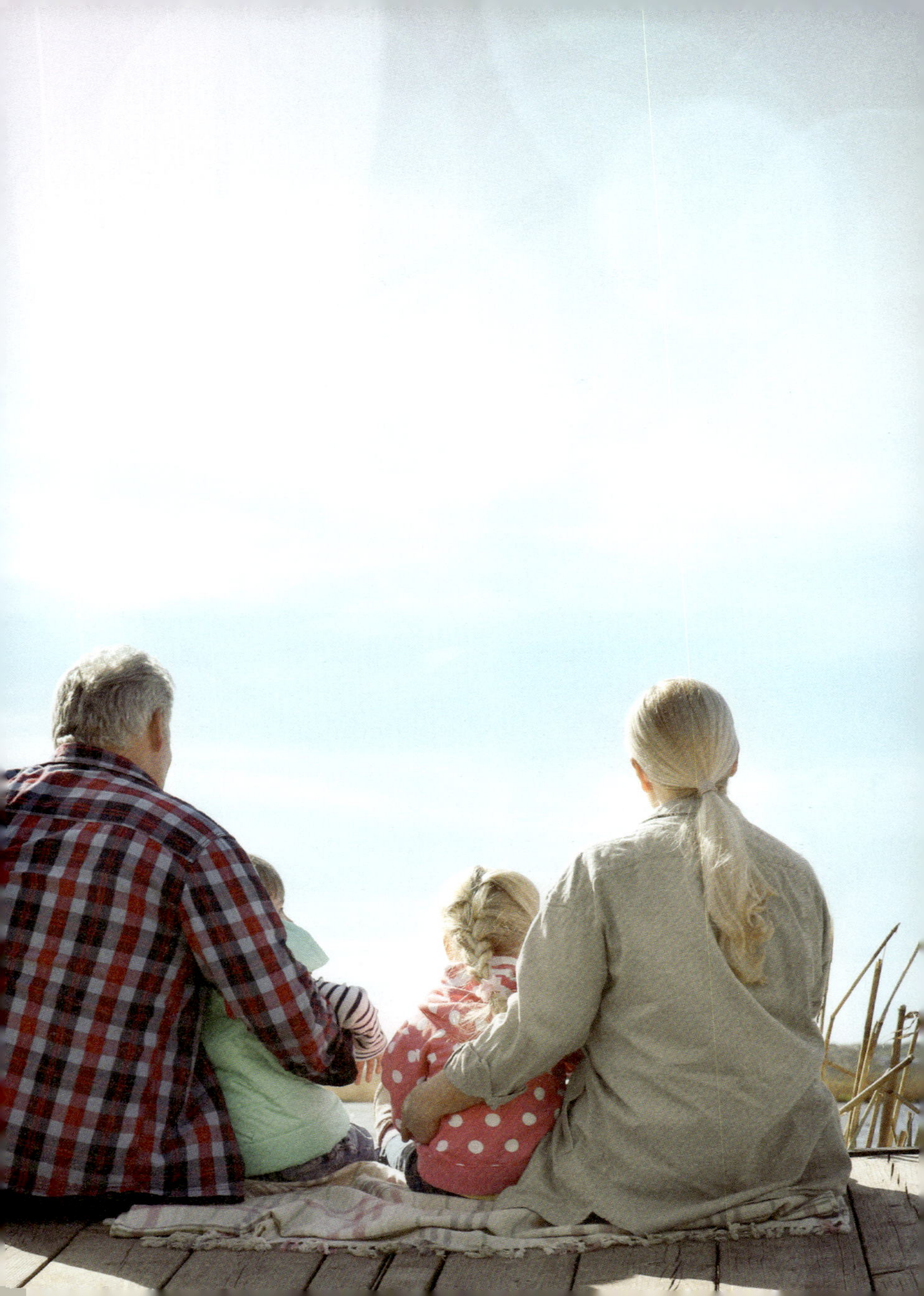

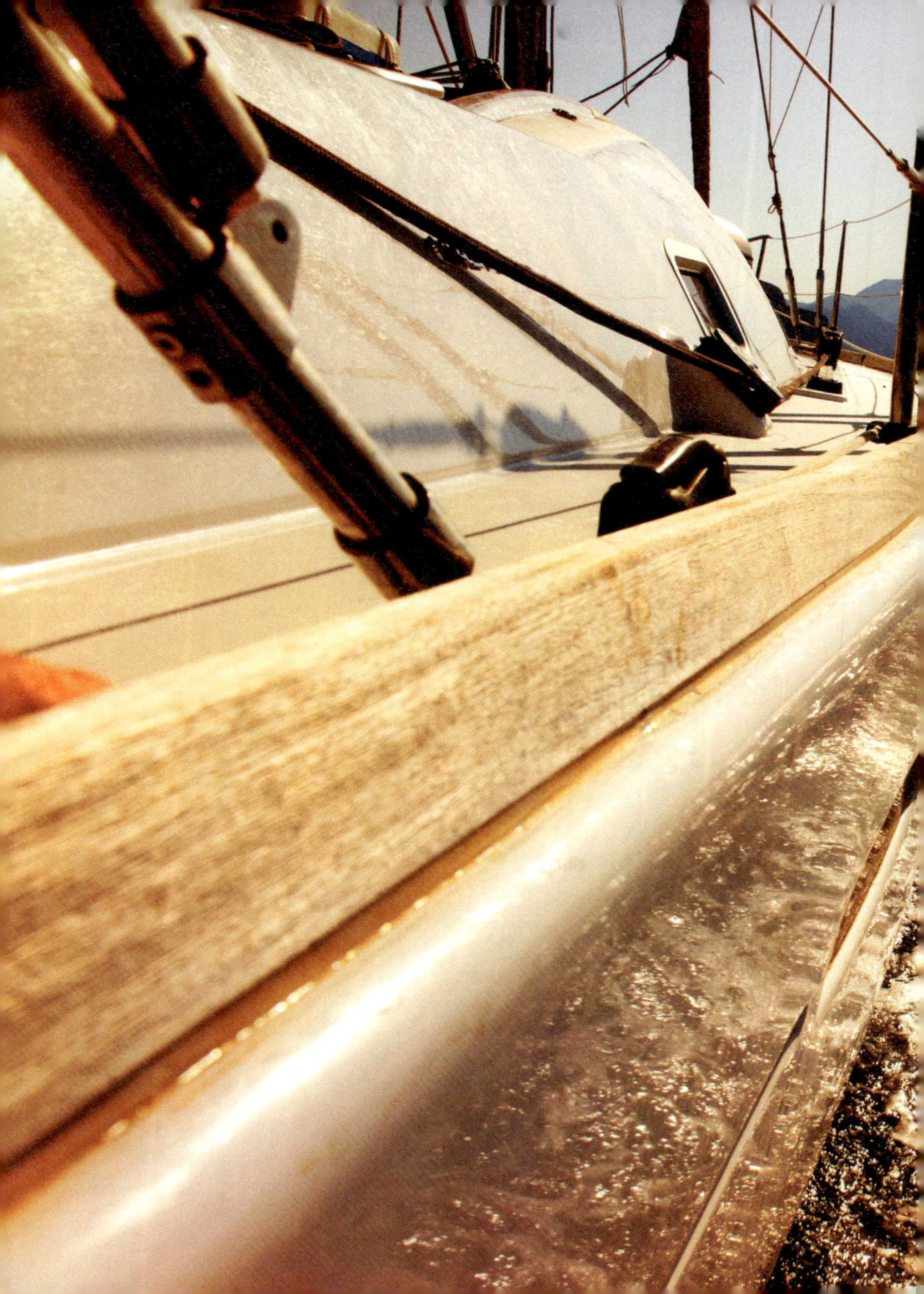

LUXUS-URLAUB

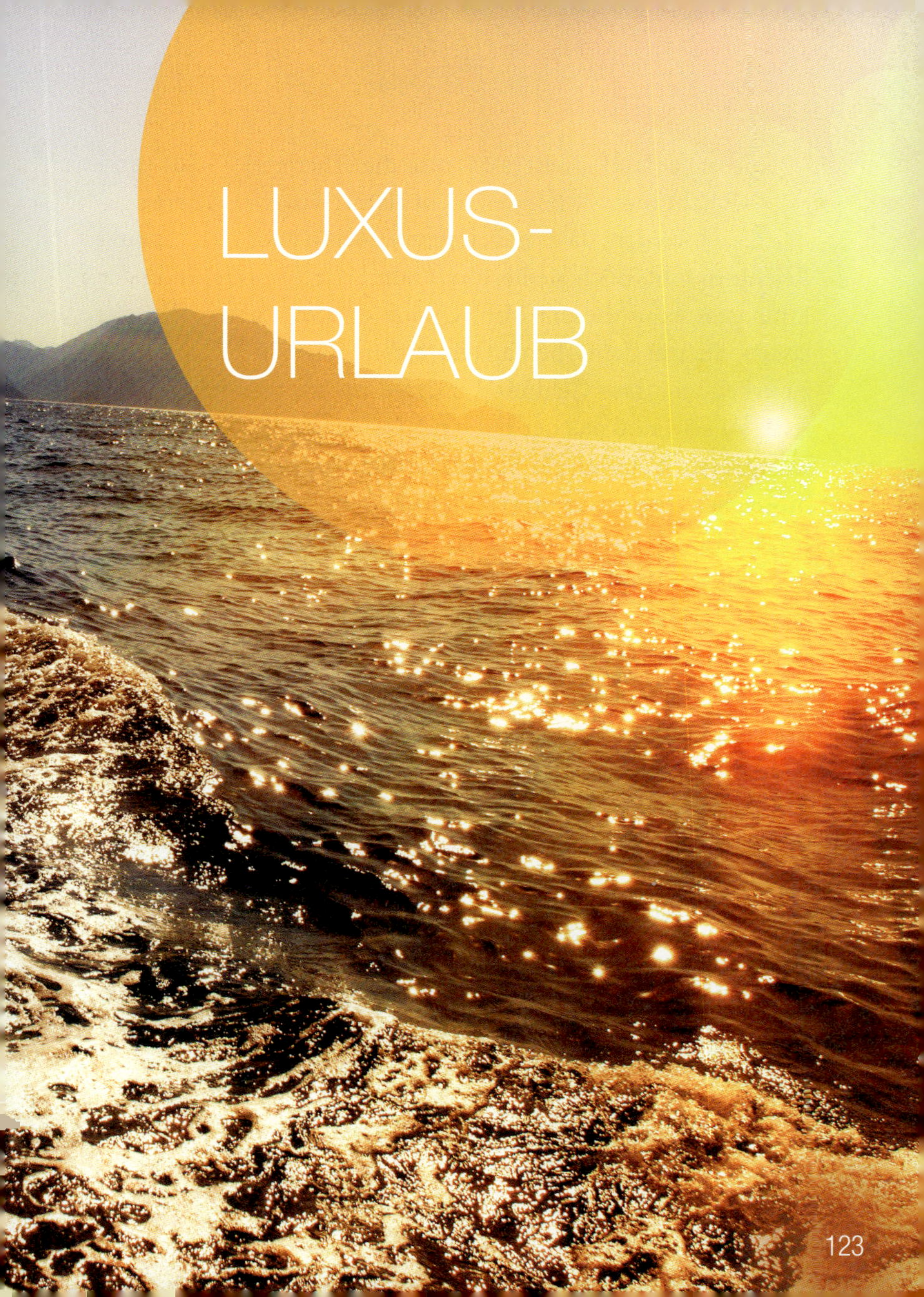

Dieser Urlaub dreht sich um die Themen »Geld« und »Reichtum«. Sie können nicht als ein einzelnes Thema gefasst werden, da es neben dem äußeren auch den inneren Reichtum gibt, doch sie berühren ähnliche Aspekte. In erster Linie geht es in diesem Mini-Urlaub darum, Tabus fallen zu lassen, die mit dem Thema Geld verbunden sein können, und zu erkennen, dass Geld eine Energie ist, so, wie das Gefühl, reich zu sein und aus der Fülle heraus zu leben, ebenfalls eine Energie ist. Wenn du dir Sorgen bezüglich des Geldes machst, in welcher Form auch immer, kann es sehr wohltuend und befreiend für dich sein, diesen Mini-Urlaub durchzuführen und in Geld und Wohlstand zu baden. Dadurch programmierst du dich innerlich neu, entfernst dich vom Mangel-Denken und richtest deine Wahrnehmung auf die Fülle und das Gefühl aus, dass von allem genug, ja, mehr als genug, vorhanden ist. Geld hat einen spirituellen, symbolischen Wert, was allein schon dadurch sichtbar wird, dass das Papier des Geldscheins nicht den Betrag wert ist, der auf ihm aufgedruckt ist. Dieser symbolische, spirituelle Wert kann nun entweder mit einem Gefühl der Enge und Einschränkung verbunden sein, oder aber mit einem Gefühl der Weite und des Überflusses. Richte dich mit dem folgenden Mini-Urlaub auf Letzteres aus.

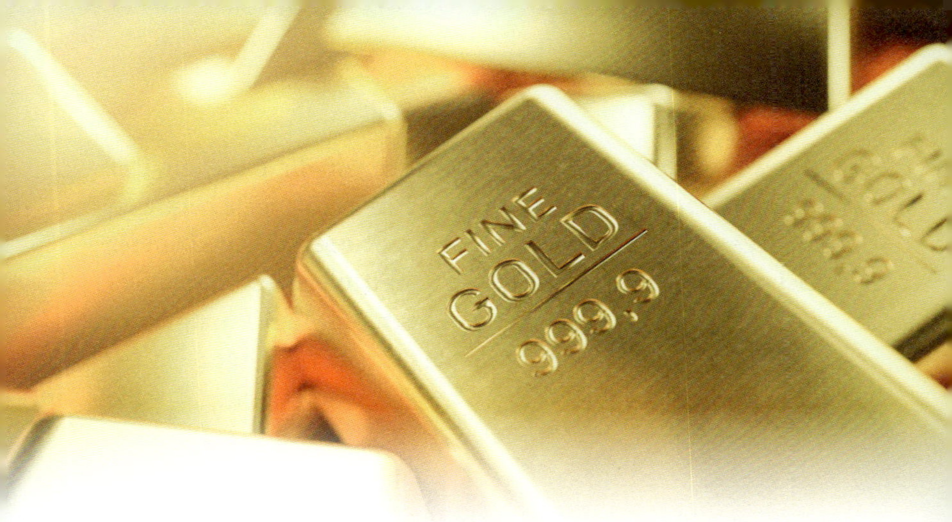

GELD – REICHTUM

Du sagst dir beim Einatmen das Wort »Geld« und stellst dir vor deinem inneren Auge auch tatsächlich Geld vor – das kann ganz konkret ein Geldschein sein, es kann aber genauso gut auch ein Kontoauszug nach einem unerwarteten, beträchtlichen Zahlungseingang sein. Wenn du magst, kannst du dich auch wie Dagobert Duck in einer bis an den Rand gefüllten Badewanne voller Geld visualisieren. Oder du stellst dir das Geld als einen Menschen vor, den du zu dir einlädst und wie einen Freund willkommen heißt. Wichtig ist es, dass du durch deine Visualisierung – verbunden mit dem Atmen – einen positiven Bezug zum Geld aufbaust, was für die meisten doch eher mit Tabus belegt ist. Beim Ausatmen sagst du dir das Wort »Reichtum« und siehst dabei zu, wie innerer und äußerer Reichtum zusammenfließen. Du kannst dir vorstellen, wie du dich in einer reichen, luxuriösen Umgebung befindest und wie gleichzeitig ein inneres Leuchten und goldenes Strahlen von dir ausgehen. Der Reichtum der Umgebung und das innere Glänzen bedingen sich gegenseitig und gehen in deiner Vorstellung ineinander über, vom Innen zum Außen und vom Außen zum Innen. Genieße das Geld und den Reichtum beim Ein- und Ausatmen in vollen Zügen, und lasse es dir dabei gut gehen.

ÜBERFLUSS – FREUDE

Als Nächstes schwelgst du in dem Gefühl, dass alles, was wir zum Leben brauchen und was das Leben schön macht, im Übermaß vorhanden ist. Du stellst dir vor, dass es genügend für alle gibt, und sagst dir beim Einatmen das Wort »Überfluss«. Das bezieht sowohl den materiellen Reichtum als auch das Glück einer Partnerschaft oder Freundschaft, einer erfüllenden Arbeit oder einer sinnstiftenden Aufgabe mit ein. Du siehst vor dir, wie alle Menschen genügend von all dem haben, und ersetzt die oft negativen Bilder der scheinbaren Realität von Armut und Not durch ihr Gegenteil. Sei erfinderisch, und stelle dir diesen Zustand des Überflusses in bunten, detailreichen Bildern vor. Beim Ausatmen sagst du dir das Wort »Freude« und siehst, wie Fülle und Glück allen Mangel und alle Not weltweit verdrängen und Freude erschaffen. Beim Atmen entspannst du dich, lässt dich ganz in dieses Gefühl hineinfallen, dass es genügend für alle gibt und es nicht nötig ist, sich zu sorgen, zu kämpfen oder auf seinen eigenen Vorteil bedacht zu sein. Du spürst, wie die

Freude im Lauf des Atemprozesses zunimmt und sich in deinem ganzen Körper ausbreitet. Bleibe so lange in der Energie der Fülle und Freude, wie du möchtest, und nimm diese Freude bei deiner Rückkehr ins Hier und Jetzt, in deinen Alltag mit.

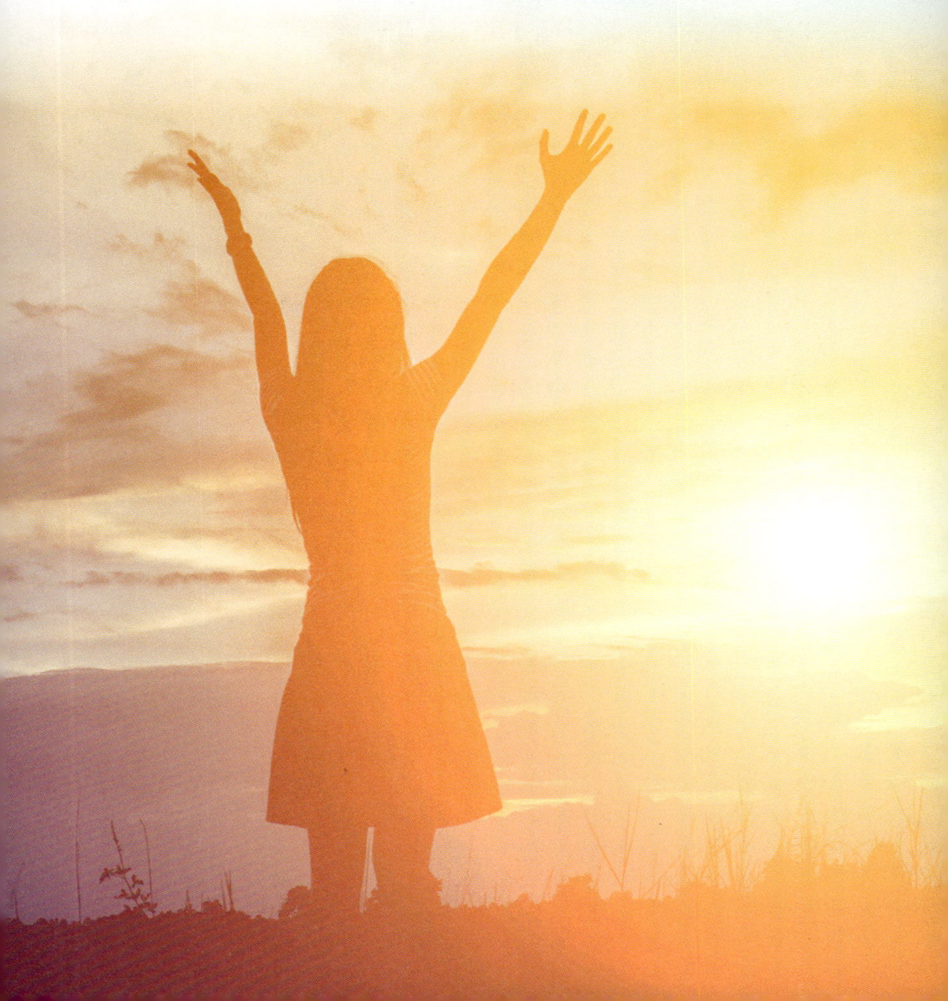

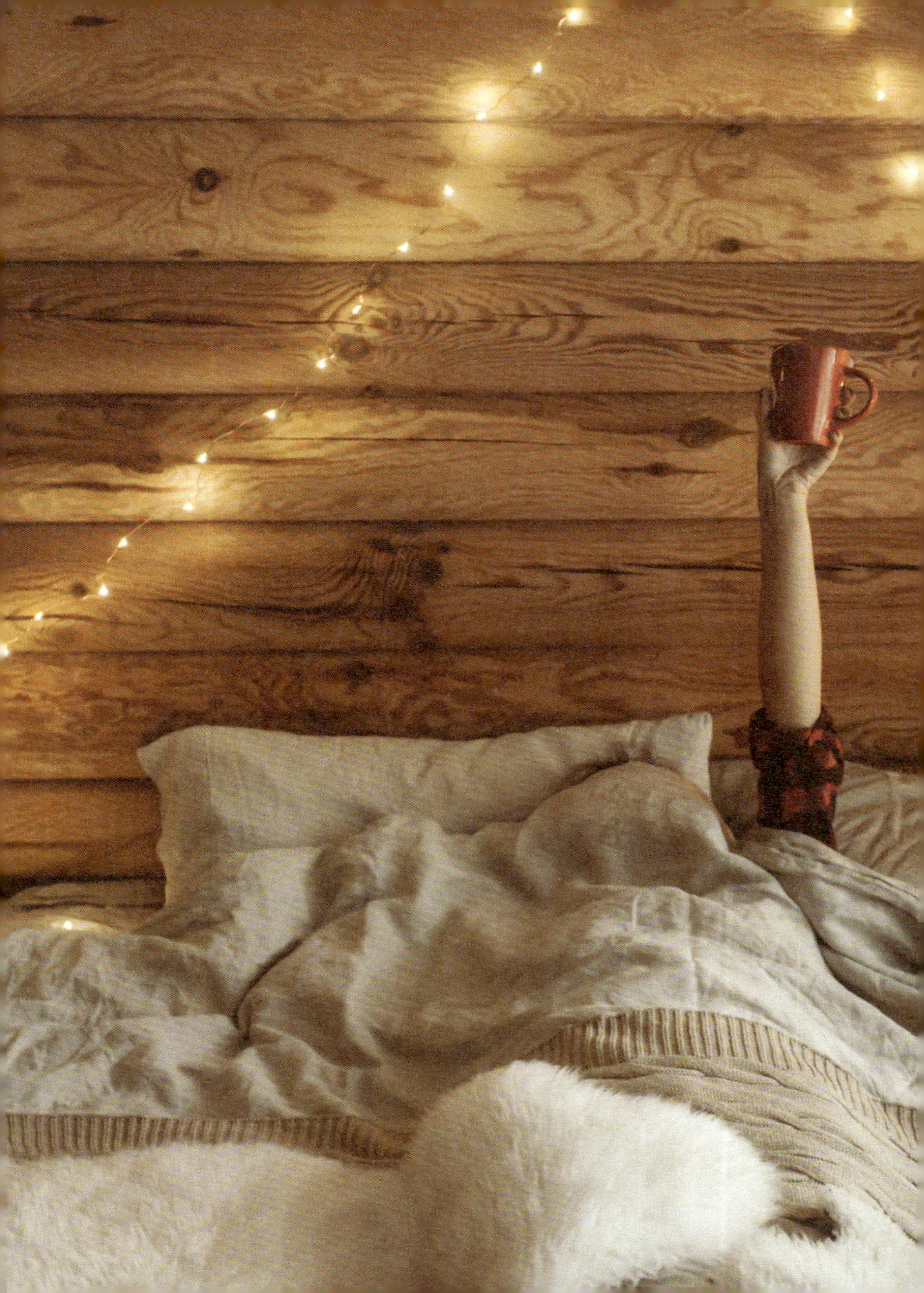

ERHOLUNGS-URLAUB

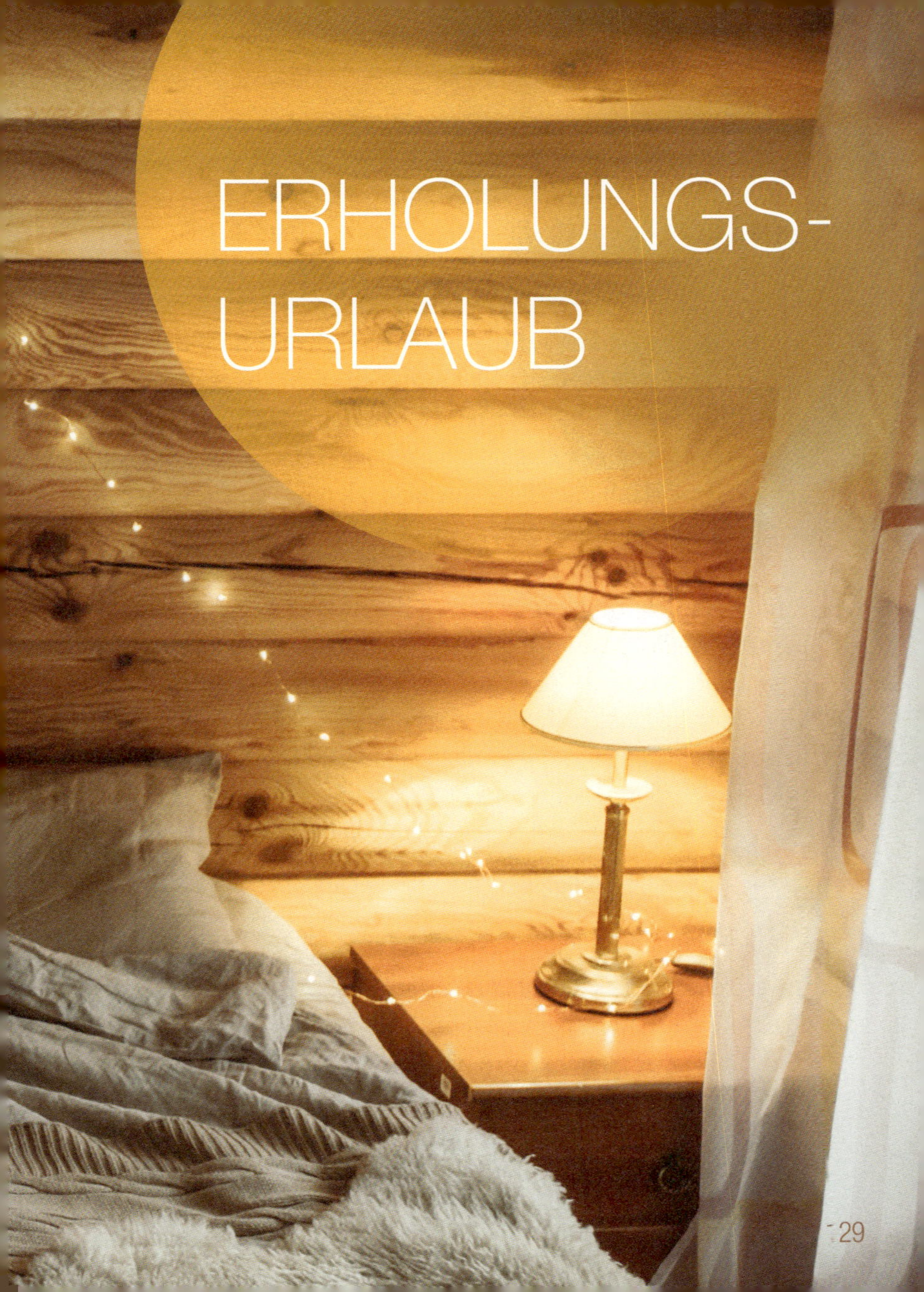

Im Grunde genommen eignet sich jeder der Mini-Urlaube in diesem Buch dazu, am Abend zur Ruhe zu kommen und in den Schlaf zu finden. Ein jeder kann im Bett durchgeführt werden und dabei helfen, die Gedanken zur Ruhe kommen zu lassen und dadurch einzuschlafen. Dennoch sind manche Mini-Urlaube stärker auf die Aktivierung von Energie ausgerichtet, wie der Jahreszeiten-Urlaub (siehe S. 87) oder der Energie-Urlaub (siehe S. 45), während andere eine Harmonisierung und Beruhigung des Organismus erzielen. Der nun folgende Erholungs-Urlaub eignet sich in besonderer Weise als Vorbereitung auf das Einschlafen, da er zum einen die Gegenwart im Hier und Jetzt in den Fokus rückt, wodurch die Gedanken zur Ruhe kommen, und zum anderen das äußere Leben in einem beruhigenden, harmonischen und friedlichen Licht erscheinen lässt. Zudem kannst du durch die Visualisierung eines Lieblingsplatzes, an dem sich dein Erholungs-Urlaub abspielt, ein Ritual erschaffen, das, abendlich wiederholt, eine besondere Wirkung entfalten kann.

ICH BIN – HIER

Im ersten Teil des Erholungs-Urlaubs geht es darum, deine Gedanken zur Ruhe kommen zu lassen und dich auf deinen inneren Körper zu konzentrieren. Du sagst dir beim Einatmen die Worte »Ich bin« und fühlst das Leben in dir fließen, vom Scheitel bis zu den Fußsohlen. Beim Ausatmen sagst du dir das

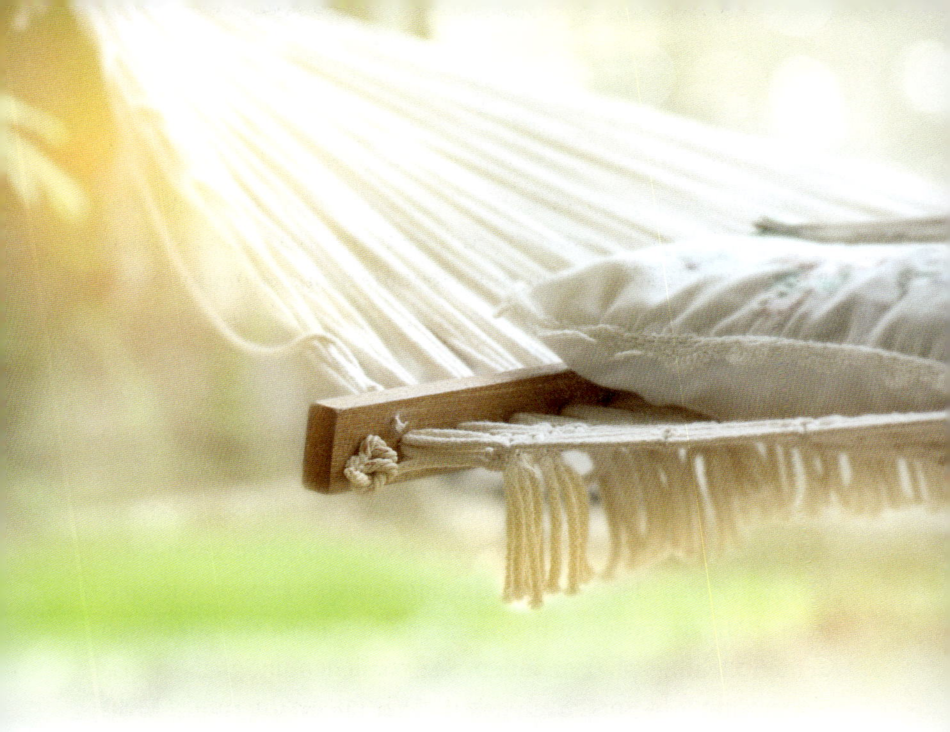

Wort »hier« und erkennst damit an, dass du im Augenblick nur an diesem einen Ort bist und dass alle anderen Orte, Personen, Situationen in diesem Moment nur deinen Gedanken entspringen und nur in deiner Vorstellung existieren. Du atmest weiter ein und aus und fühlst beim Einatmen in deinen Körper hinein, bist mit deiner Aufmerksamkeit ganz in dir. Beim Ausatmen nimmst du die Unterlage war, auf der du sitzt oder liegst, und spürst deine unmittelbare Umgebung, fühlst in den Raum hinein, der dich umgibt. Das kannst du so lange tun, wie du möchtest. Gehe erst weiter, wenn du ganz zur Ruhe gekommen bist.

DAS LEBEN – IM FLUSS

Sieh jetzt einen wunderschönen Platz vor deinem inneren Auge, und stelle dir vor, dass du dich dort befindest. Das kann zum Beispiel am Ufer eines Flusses sein, auf den du schaust. Möglicherweise ist es schon dunkel, und ein großartiger Sternenhimmel glitzert über dir. Du sitzt etwas erhöht auf einem Hügel und nimmst wahr, wie der Fluss zu deinen Füßen gemächlich dahinströmt. Beim Einatmen sagst du dir »Das Leben« und beim Ausatmen »im Fluss«. Dabei erkennst du an, dass dein Leben im Fluss ist und du nichts weiter zu tun brauchst, als die Dinge auf dich zukommen zu lassen. Du selbst kannst das Dahinströmen des Wassers, das Fließen des Lebens von deinem Platz aus gelassen beobachten. Du kannst dir aber auch deinen Lieblingsplatz an einem See vorstellen, möglicherweise eingerahmt von Bergen, an dessen Ufer du auf die ruhige Wasseroberfläche schaust. Sage dir beim Einatmen ebenfalls »Das Leben«, beim Ausatmen dann aber die Worte »im Frieden«. Du wirst merken, dass du im Lauf des Mini-Urlaubs immer mehr Details deiner Umgebung wahrnehmen kannst, was den Erholungseffekt steigert. Bleibe so lange in deiner Ruheoase, wie du magst, und komme dann langsam ins Hier und Jetzt zurück.

Wenn du diesen Mini-Urlaub regelmäßig wiederholst, wirst du schnell merken, wie du immer leichter in die Energie der Ruhe und Erholung findest.

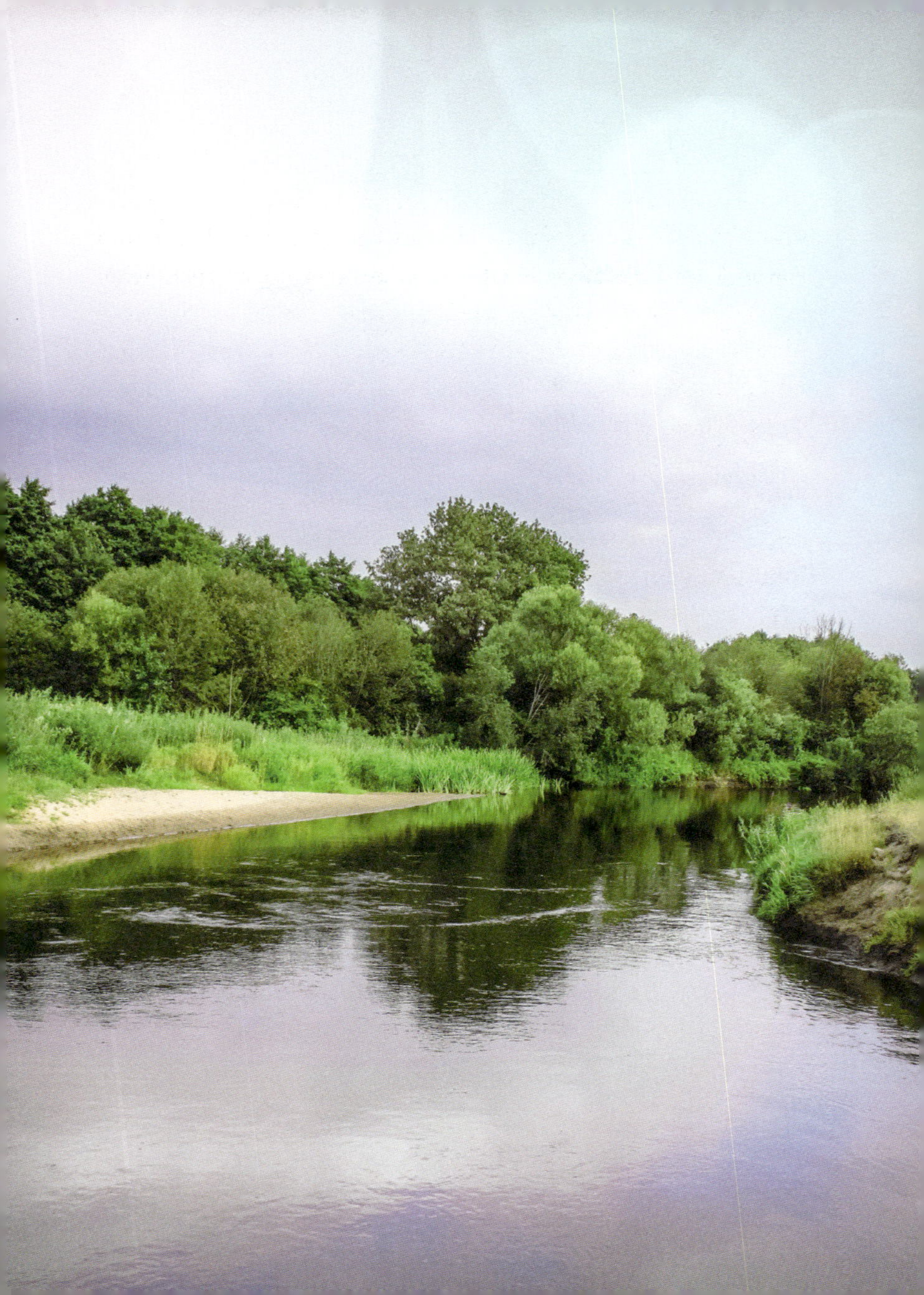

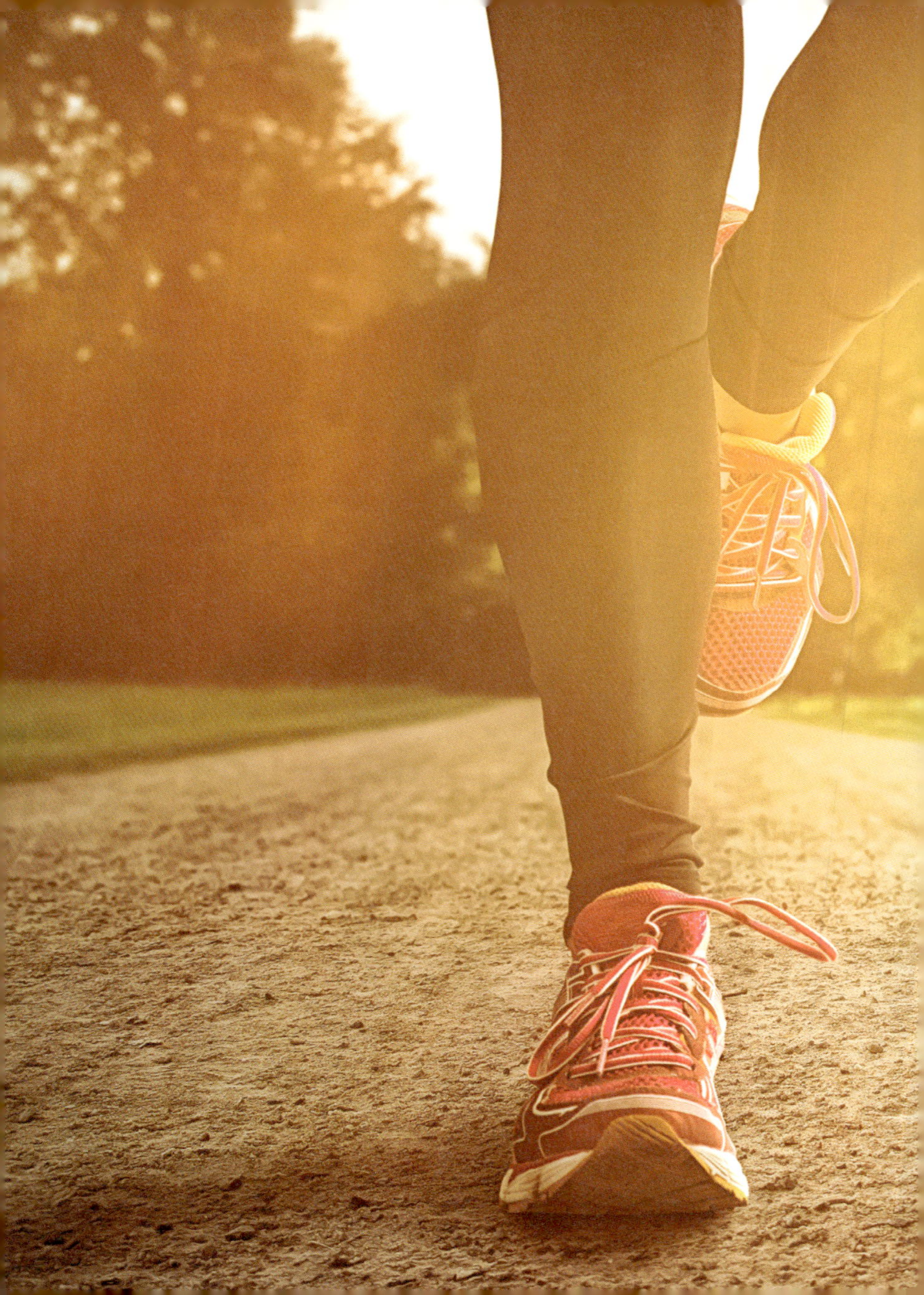

AKTIV-URLAUB

(MINI-URLAUB BEIM SPORT)

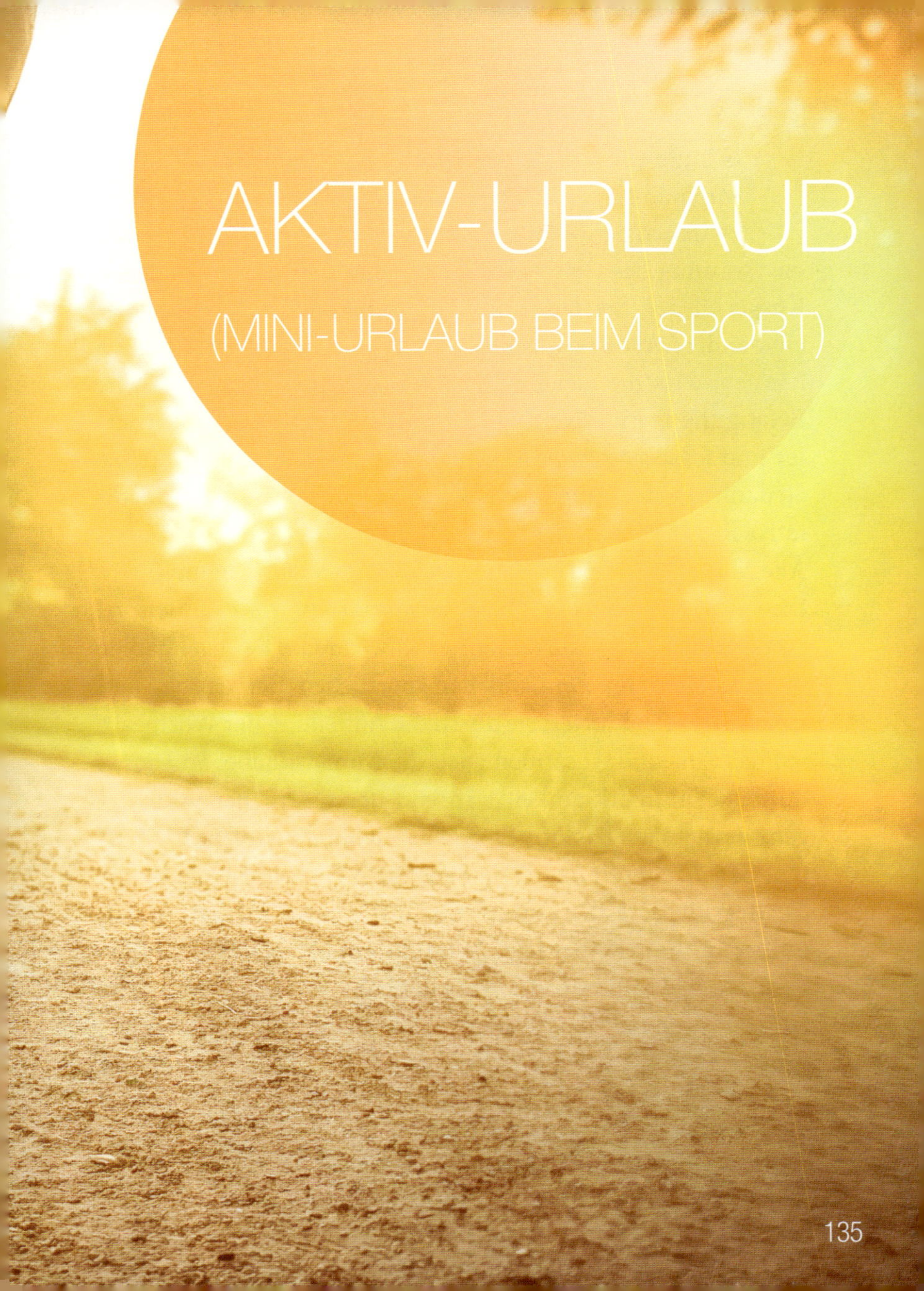

Der buddhistische Geistliche und Marathonläufer Sakyong Mipham sagt, für ihn bestehe eine natürliche Beziehung zwischen der Meditation und dem Laufen, da Meditation das Training des Geistes sei und Laufen das Training für den Körper.* Jeder, der läuft, und wahrscheinlich auch jeder, der eine andere Art des Ausdauersports betreibt, wird bestätigen können, dass die gleichmäßige und gleichförmige sportliche Betätigung meditative Züge annehmen kann. Je konzentrierter und fokussierter man bei der Sache ist und je weniger die Gedanken wild umherschwirren, desto stärker ist dieser meditative Aspekt des Sports.

Alle Mini-Urlaube in diesem Buch lassen sich problemlos beim Laufen und bei anderen Ausdauersportarten, wie zum Beispiel Schwimmen oder Fahrradfahren, anwenden. Die regelmäßige Atmung steht im Zentrum der sportlichen Betätigung, und gleichzeitig strukturiert sie durch die Aufteilung der Wortpaare auf das Ein- und Ausatmen auch die Mini-Urlaube. So kannst du deine Aufmerksamkeit während der sportlichen Aktivität ganz bewusst auf das Atmen und damit auf die Wortpaare richten. Gleichzeitig trainierst du dabei dein Gedächtnis, da du dir die Begriffspaare der einzelnen Mini-Urlaube merken musst, um sie in ihrer Reihenfolge beim Sport anzuwenden. So hindert das Durchführen der Mini-Urlaube während des Sports zum einen deinen Geist daran, ziellos abzuschweifen, zum anderen schafft die Meditation, die durch die Wiederholung der Begriffe und Bilder entsteht, einen Gegenpol zur physischen

* Du findest sein Buch, »Running Buddha«, im Literaturverzeichnis.

Anstrengung. Du kannst auf diese Weise sowohl die jeweilige Wirkung der Mini-Urlaube als auch den Effekt der sportlichen Anstrengung steigern.

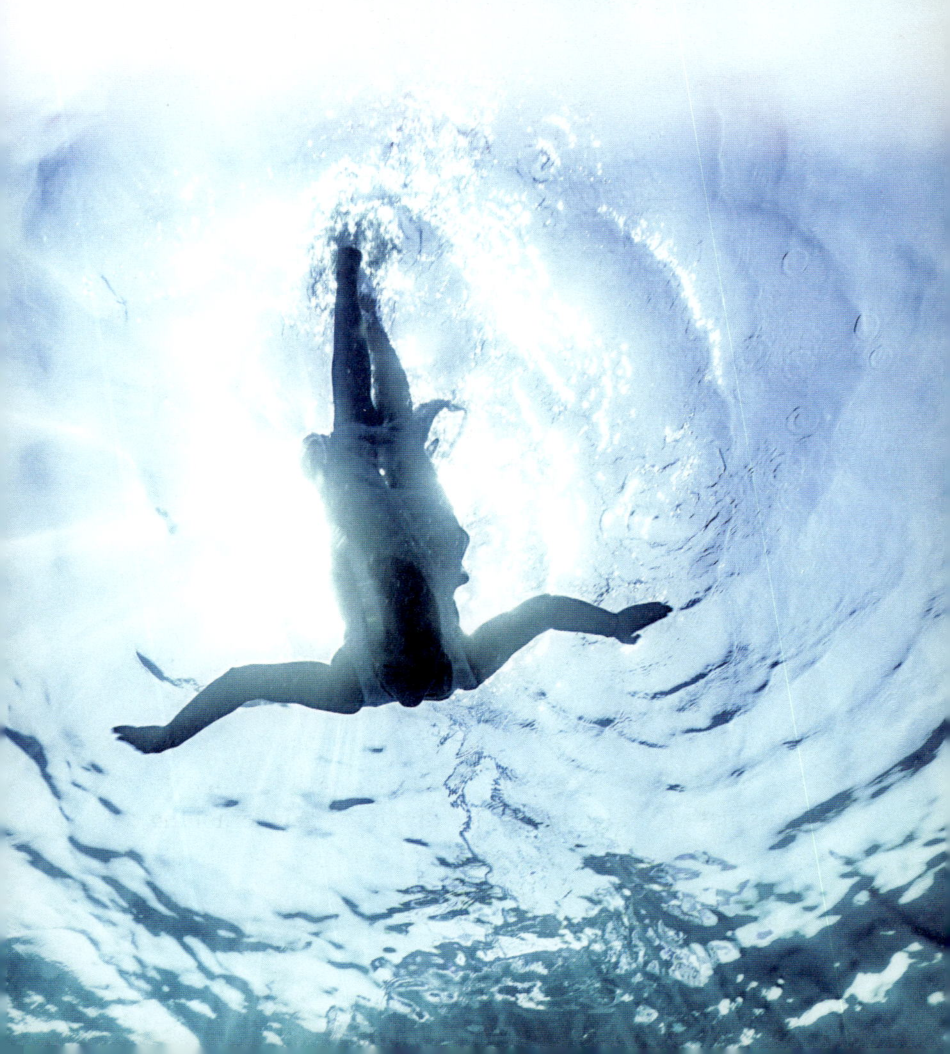

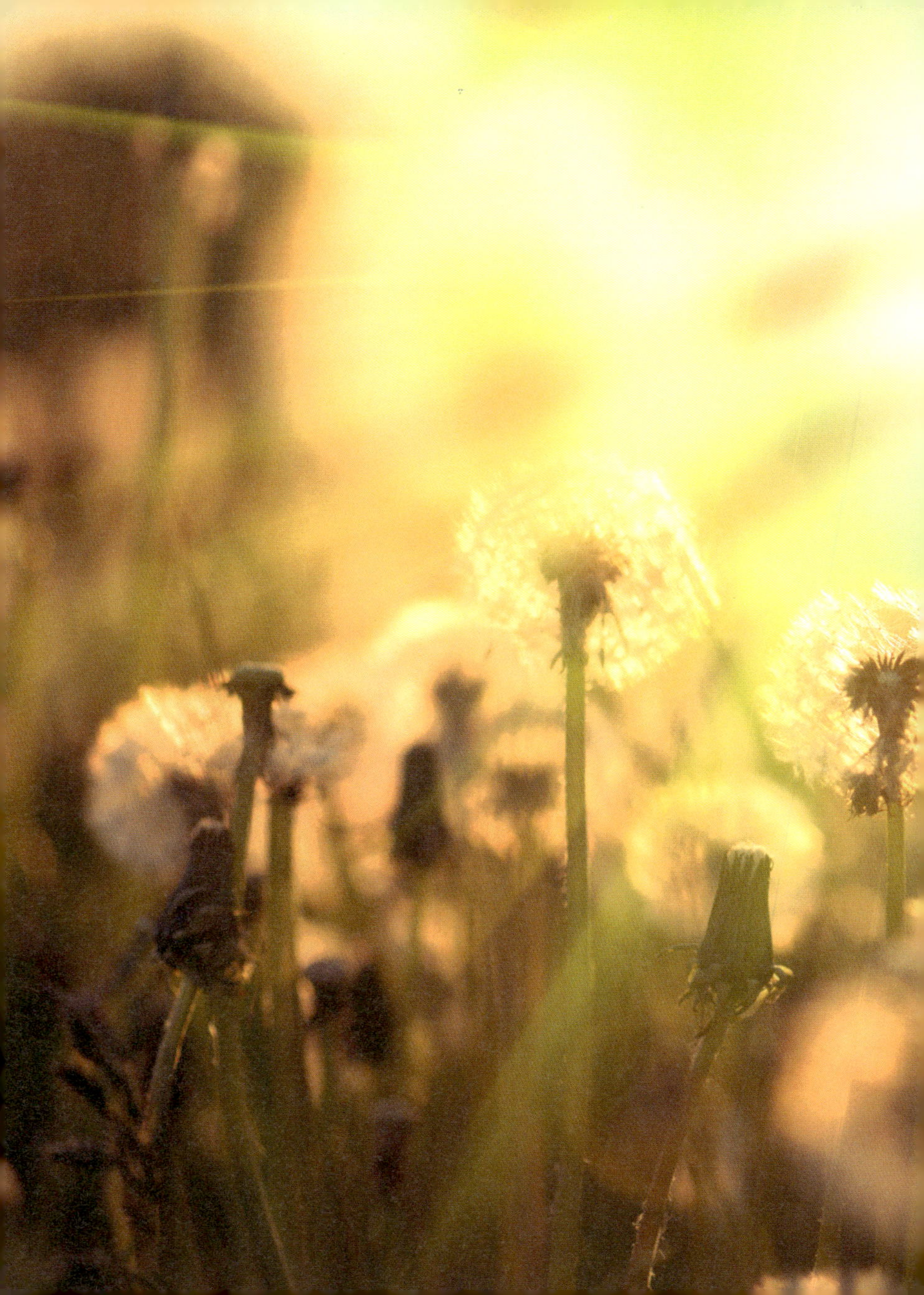

KREIERE DEINE INDIVIDUELLE ATEMMEDITATION

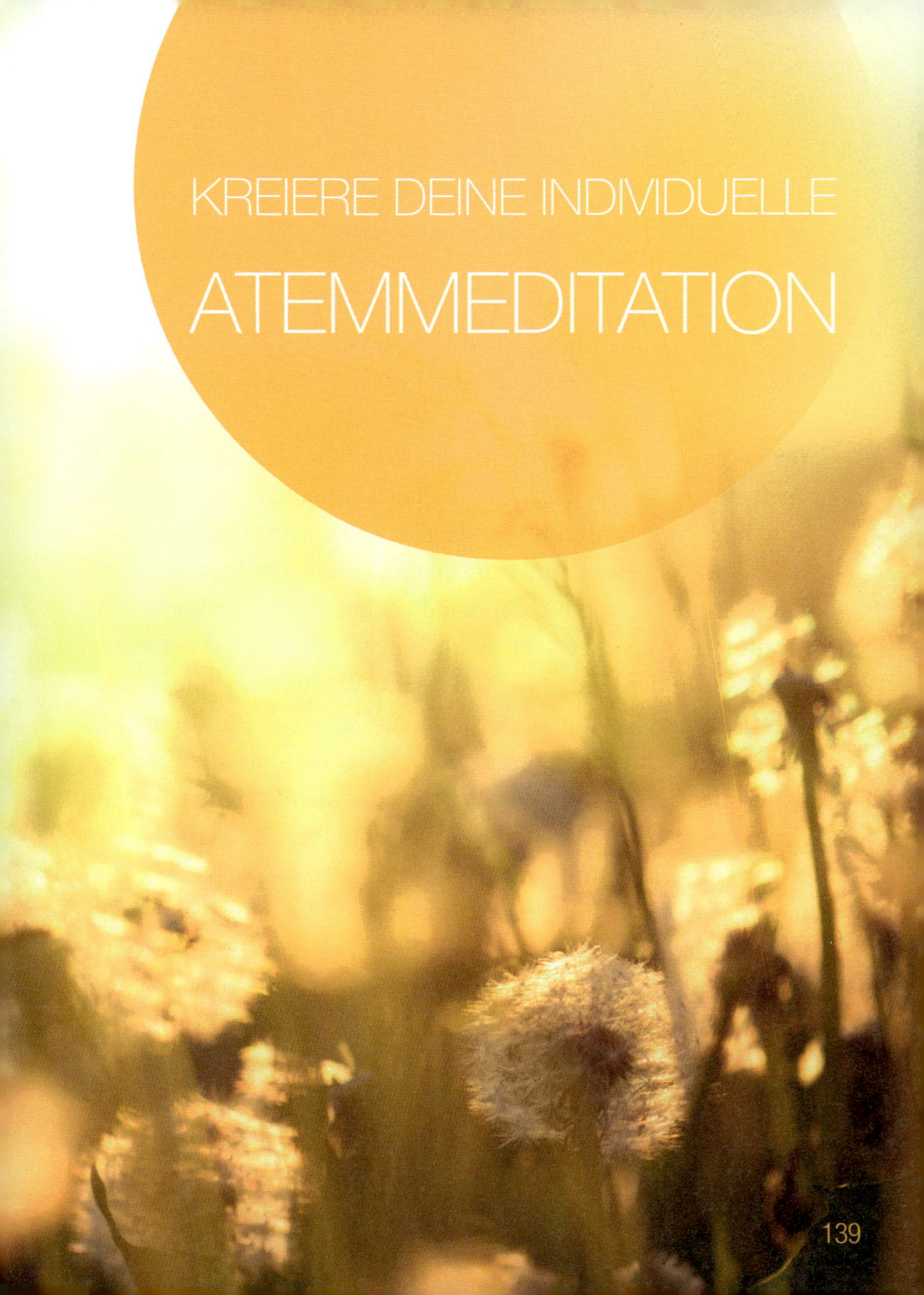

Das Herzstück der in diesem Buch vorgestellten Mini-Urlaube ist die Verknüpfung von Wortpaaren beim Ein- und Ausatmen mit der Kraft visualisierter innerer Bilder. Die jeweiligen Kurzurlaube verstehen sich natürlich lediglich als Anregung und laden ein zum Ausprobieren, Experimentieren und vor allem auch zum Verändern und Erweitern. So kannst du beispielsweise beim Krafttier-Urlaub eigene Krafttiere für das Einatmen finden und beim Ausatmen Wörter für deren jeweilige Eigenschaften. Und selbstverständlich sind auch noch viele weitere Mini-Urlaube möglich: Die Qualität von Edelsteinen könnte der Inhalt eines Mini-Urlaubs sein, oder eine Reise durch die Kontinente, durch verschiedene Länder oder die eigenen Lieblingsstädte. Du kannst eine Reihe von Kraftorten aufsuchen – tatsächlich existierende oder selbst erschaffene in der Fantasie – und sie mit Wörtern verbinden, die ihre jeweilige Kraftquelle benennen. Genauso ist es denkbar, mit den verschiedenen Sternzeichen oder den Mondphasen zu experimentieren. Sogar ein Weihnachts-Mini-Urlaub mit den Protagonisten der Weihnachtsgeschichte ist möglich – deiner Kreativität sind keine Grenzen gesetzt. Bestimmt hast du noch viele eigene Ideen für deine eigenen Mini-Urlaube. Im Alltag lassen sich aus diesen Mini-Urlauben auch einzelne Teile entnehmen und aufgrund der leichten und kurzen Anwendung in praktisch jeder Alltagssituation anwenden. Und sollte dir spontan einmal gar kein Wortpaar einfallen, dann sagst du dir beim Einatmen einfach das Wort »ein« und beim Ausatmen das Wort »aus« – das entspannt deine Atmung ebenso und hat damit eine harmonisierende Wirkung auf Körper und Geist. Und wenn du mit deiner Aufmerksamkeit und Vorstellungskraft dann die Luft begleitest, wie sie beim Einatmen in deine Lungen strömt und beim Ausatmen wieder hinaus, dann ist das der kürzeste Mini-Urlaub und die Quintessenz aller anderen. Ich wünsche dir viele gute Mini-Urlaube, in welcher Form auch immer, und viel Freude beim bewussten Atmen und Visualisieren!

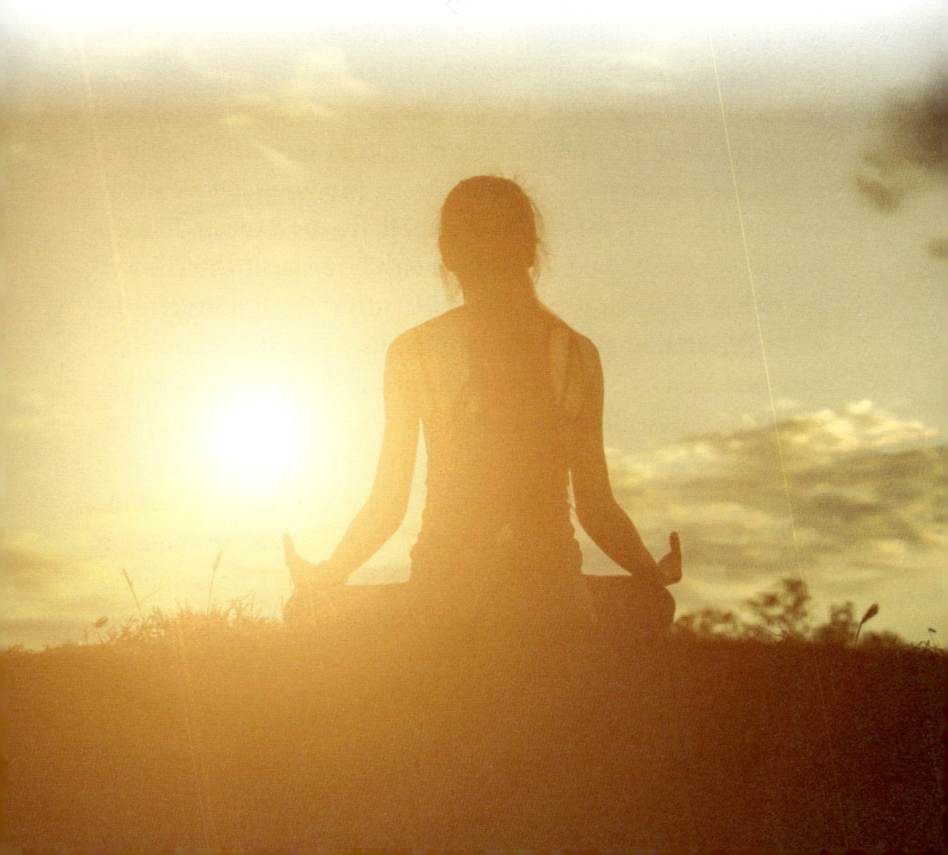

DANKSAGUNG

Danksagen möchte ich meiner Frau Fanny und meinen Kindern für die Unterstützung beim Schreiben dieses Buches. Kurt und Ilse Schiffler danke ich, dass ich durch sie das systemische Denken kennengelernt habe, das mich seitdem in unterschiedlichen Kontexten begleitet. Ich bin dankbar für das MBSR-Jahrestraining im Institut für Achtsamkeit von Dr. Linda Lehrhaupt durch Jörg Meibert und die systemische Ausbildung bei Thomas von Stosch mit einer wundervollen Ausbildungsgruppe. Dankbarkeit empfinde ich für Maria Salmeron und die Möglichkeit, in ihrer Praxis »Glücksimpulse« in Esslingen a. N. systemische Aufstellungsabende anzubieten. Dem Schirner Verlag danke ich für die Realisierung des Buches, Frau Dr. med. Margarete Paech für fachliche Hinweise, vielen Schülerinnen und Schülern für das Einfordern der Mini-Ferien und allen Freundinnen und Freunden, Kolleginnen und Kollegen und natürlich meiner Schwester für Anregungen, Gespräche und Ideen.

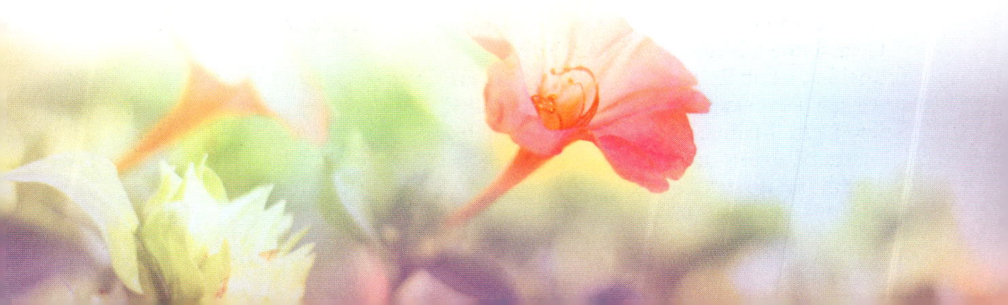

ÜBER DEN AUTOR

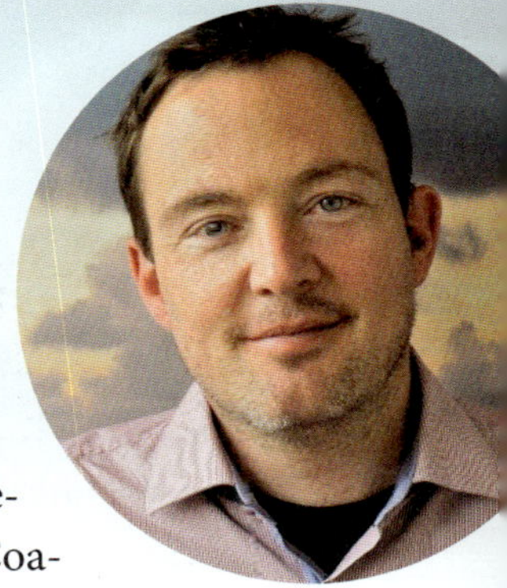

Dr. phil. Steffen Ulrich Keim ist promovierter Romanist und Lehrer für Deutsch, Französisch und Theater. Nach einem Jahrestraining in »Mindfulness-Based Stress Reduction« und einer Ausbildung zum systemischen Coach bietet er systemische Aufstellungsabende in der Coachingpraxis »Glücksimpulse« in Esslingen a. N. an. Im Laufe seiner Arbeit stellte er fest, dass sich seine »Mini-Urlaube« ideal sowohl im pädagogischen Alltag als auch zur Vorbereitung und Unterstützung der systemischen Arbeit einsetzen lassen.

www.glücksimpulse.de

LITERATURVERZEICHNIS

Duprée, Ulrich Emil: Ho'oponopono. Das hawaiianische Vergebungsritual. Darmstadt: Schirner Verlag 2018.

Gawain, Shakti: Stell dir vor. Kreativ visualisieren. Reinbek bei Hamburg: Rowohlt 2004.

Kinslow, Frank: Quantenheilung. Wirkt sofort – und jeder kann es lernen. Freiburg: VAK 2009.

Kuhn Shimu, Sandy Taikyu: einfach achtsam. Die besten Übungen für ein Leben in Balance & Harmonie. Darmstadt: Schirner Verlag 2018.

Mipham, Sakyong: Running Buddha. Laufend zu sich selbst finden. München: Arkana 2013.

Moestl, Bernhard: Lächeln ist die beste Antwort. 88 Wege asiatischer Gelassenheit. München: Knaur 2015.

Schneider, Jakob Robert: Das Familienstellen. Grundlagen und Vorgehensweisen. Heidelberg: Carl-Auer Verlag 2014.

Seiler, Laura Malina: Schön, dass es dich gibt! Wie du mit deinem Geschenk für die Welt ein außergewöhnliches Leben erschaffst. Reinbek bei Hamburg: Rowohlt 2018.

BILDNACHWEIS

Bilder von der Bilddatenbank www.shutterstock.com:

Hintergrund auf allen Seiten: # 92210320 (© mythja)
Weitere Bilder: S.1: # 187141217 (© Rayyy), S.3: # 66870940 (© fotohunter), S.4: # 757964935 (© PopTika), S.11: # 148085411 (© Nickolya), S.12: # 106086773 (© mm-photographie.de), S.15: # 288442439 (© kosmos111), S.17: # 431904532 (© Suzanne Tucker), S.19: # 147995987 (© Sogno Lucido), S.20: # 624908471(© easy camera), S.23: # 74626198 (© Creative Travel Projects), S.26: # 287115239 (© biletskiy), S.28: # 573686731 (© dugdax), S.31: # 1168849624 (© dugdax), S.33: # 131160440 (© Irina Burakova), S.35: # 1197231241 (© Yuriy Kulik), S.36: # 1301385088 (© Mantelinio), S.41: # 285121139 (© Mirelle), S.44: # 1042277725 (© Asmiana), S.48: # 723675808 (© Smileus), S.51: # 148141739 (© Nneirda), S.54: # 284113427 (© AstroStar), S.58: # 1273902736 (© suwatsilp sooksang), S.62: # 363138692 (© De Visu), S.64: # 70605931 (© Lukiyanova Natalia frenta), S.69: # 761331550 (© NASA images), S.70: # 729969886 (© Zakharchuk), S.72: # 28820875 (© Photosani), S.77: # 1179265975 (© Daniel Eskridge), S.78: # 314138519 (© Volodymyr Burdiak), S.85: # 99930833 (© Erik Mandre), S.86: # 1283018419 (© MC Media), S.89: # 1036312033 (© The Len), S.90: # 1143037052 (© Mykhailo Baidala), S.93: # 115762498 (© Volodymyr Burdiak), S.94: # 150250187 (© Thomas Barrat), S.97: # 365384132 (© Volker Rauch), S.99: # 1014501403 (© kram9), S.101: # 270459731 (© frankie's), S.102: # 1325626805 (© WiPhotoHunter), S.105: # 711882643 (© sbw18), S.107: # 1012018672 (© Angkana Sae-Yang), S.109: # 195750434 (© nito), S.110: # 342076160 (© Dima Sidelnikov), S.113: # 497169043 (© chuanpis), S.115: # 768953542 (© Kaspars Grinvalds), S.116: # 452381320 (© chuanpis), S.119: # 241342111 (© Africa Studio), S.121: # 661798690 (© Africa Studio), S.122: # 127152545 (© Subbotina Anna), S.125: # 1294027321 (© r.classen), S.127: # 478245235 (© chuanpis), S.128: # 1230755446 (© Alena Ozerova), S.131: # 740867623 (© noicherrybeans), S.133: # 1312192397 (© AbriEl), S.134: # 194565044 (© lassedesignen), S.137: # 226762612 (© Anna Om), S.138: # 613575752 (© Subbotina Anna), S.141: # 552394519 (© chuanpis), S.142: # 323130392 (© Alexxndr)